...AUTHIER
... aux lycées Saint-Louis et Henri IV.

# ...YGIÈNE

... A L'USAGE DES ÉLÈVES DE

... A et B et Mathématiques A et B.

SEPTIÈME ÉDITION

PARIS
...RAIRIE VUIBERT
...3, BOULEVARD SAINT-GERMAIN, 63

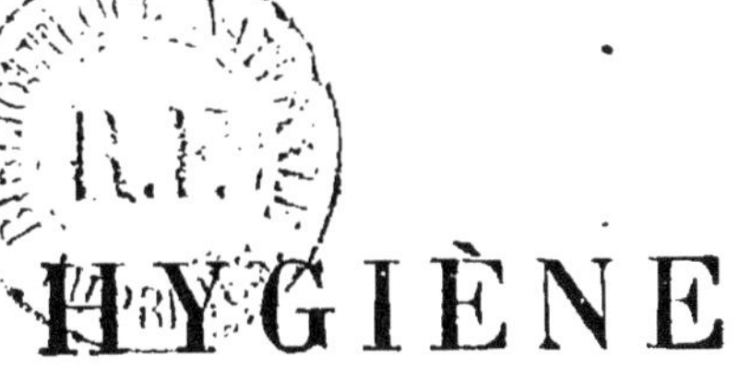

# HYGIÈNE

## DU MÊME AUTEUR

---

**Cours élémentaire d'Histoire naturelle** conforme aux programmes officiels :

*Vol. 19/13cm* :

*Zoologie* (Classes de *Sixième* A et B), 12e éd. . . . 2 fr. 25
*Botanique* (Classe de *Cinquième* A), 13e éd. . . . 2 fr. 25
*Géologie* (Classe de *Quatrième* A), 12e éd. . . . 1 fr. 50
*Botanique et Géologie* (Classe de *Cinquième* B), 12e édition. 3 fr. »
*Histoire naturelle appliquée* (Classe de *Troisième* B), 4e édition . . . . . . . . . . . . . . 2 fr. 25
*Conférences de Géologie* (Classes de *Seconde* A, B, C et D), 6e édition. . . . . . . . . . . . . . 1 fr. 75

*Vol. 16/11cm*:

*Histoire naturelle* (Anatomie et Physiologie, Paléontologie) et *Hygiène* : Classes de Philosophie et de Mathématiques (15e édition). . . . . . . . . . . . . 4 fr. 50

On vend séparément :

Anatomie et Physiologie animales et végétales, 15e édition. 3 fr. »
Paléontologie animale (Notions de), 15e édition. . 1 fr. »
Hygiène : Classes de Philosophie et de Mathématiques A et B (6e édition . . . . . . . . . . . . 1 fr. 25

**Manuel du Baccalauréat : Histoire naturelle** (*Anatomie, Physiologie, Paléontologie*) **et Hygiène**, 15e édition . . . . . . . . . . . . . . . . 4 fr. 50

---

*Vol. 18/12cm* :

**Anatomie et Physiologie animales et végétales**, à l'usage de l'enseignement secondaire des jeunes filles :
I. — *Classe de 4e année* . . . . . . . . . 2 fr. 50
II. — *Classe de 5e année* . . . . . . . . . 2 fr. »

**Hygiene et Economie domestique** à l'usage de l'enseignement secondaire des jeunes filles, par E. Caustier et Mme Moreau-Berillon, agrégée, professeur au lycée de Reims :

I. — *Classe de 3e année* (*2e édition*) . . . . . 2 fr. »
II. — *Classes de 4e et 5e années* . . . . . . 2 fr. 50

**Précis de Sciences naturelles et d'Hygiène** *conforme au programme d'admission à Saint-Cyr*. . . . 4 fr. »

E. CAUSTIER
Professeur aux lycées Saint-Louis et Henri IV.

# HYGIÈNE



A L'USAGE DES ÉLÈVES DE

*Philosophie A et B et Mathématiques A et B.*

SEPTIÈME ÉDITION

PARIS
LIBRAIRIE VUIBERT
63, BOULEVARD SAINT-GERMAIN, 63

## PROGRAMME OFFICIEL

(Programme commun aux classes de *Philosophie* et de *Mathématiques*.)

# HYGIÈNE

*L'eau.* — Eau de source, eau de rivière, eau de puits. — Conditions pour qu'une eau soit potable. — Contamination des eaux; purification des eaux contaminées.

*L'air.* — Dangers de l'air confiné. — De la quantité d'air nécessaire dans les habitations. — Renouvellement de l'air. — Ventilation. — Altérations et contamination de l'air.

*Les aliments.* — Viandes saines; dangers des viandes putréfiées. — Parasites introduits dans le corps humain par les aliments (trichinose, ladrerie, charbon, tuberculose).

Boissons alcooliques (1). — Boissons fermentées: cidre, bière, vin.

Action physiologique des boissons fermentées. — Ivresse et ivrognerie.

Boissons distillées: eaux-de-vie. — Effets pathogéniques de leur usage habituel.

Boissons alcooliques additionnées d'essences: absinthe et autres liqueurs prétendues apéritives et digestives. — Graves effets pathogéniques de leur usage.

Alcoolisme: comment on devient alcoolique, déchéances de l'alcoolique et de sa descendance.

*L'exercice.* — Inconvénients du défaut ou de l'excès des exercices physiques. — Surmenage musculaire; intoxications organiques, affaiblissement. — Refroidissements.

*Les maladies contagieuses.* — Indication rapide des principales maladies transmissibles ou inoculables à l'homme et de leurs modes ordinaires de propagation et d'invasion.

Maladies transmises par les déjections humaines ou les crachats: fièvre typhoïde, choléra, tuberculose.

*Réceptivité et immunité.* — Résistance de l'organisme. — Variole et vaccine. — Revaccination.

Inoculations préservatrices contre le charbon, la rage, la diphtérie. — Durée des périodes de préservation.

*La demeure.* — Conditions de salubrité d'une maison: aération, insolation. — Isolement du sol. — Évacuation des résidus et des déjections. — La maison salubre, la maison insalubre.

*Animaux domestiques.* — Maladies qu'ils peuvent transmettre à l'homme: la rage, la morve, le charbon, la tuberculose. — L'abatage, l'enfouissement.

Notions de police sanitaire des animaux.

---

(1) Ces alinéas concernant les boissons alcooliques seront l'objet d'une leçon en moyenne.

# HYGIÈNE

**L'hygiène : son but, ses progrès.** — L'*hygiène* est l'art de conserver la santé, car elle nous apprend à éviter les maladies et à être fort. Tandis que la médecine a pour but de guérir le malade, l'hygiène indique ce qu'il faut faire pour ne pas devenir malade. De sorte que si l'hygiène atteignait son idéal, elle supprimerait la médecine.

Pendant longtemps l'hygiène fut plus une vertu qu'une science, car elle était surtout fondée sur la tempérance et la sagesse. Mais les découvertes biologiques du XIXe siècle, surtout celles de Pasteur, ont complètement révolutionné l'hygiène et en ont fait une véritable science. Aux moyens empiriques que conseillait l'hygiène d'autrefois, on a substitué des mesures basées sur des données scientifiques et contrôlées par l'expérience. Aussi bien les résultats ne se sont pas fait attendre et sans être prophète on peut dire que certaines maladies, aujourd'hui en voie de disparition, seraient même déjà disparues si l'hygiène ne mettait pas tant de lenteur à pénétrer dans le public, si nous nous laissions guider un peu moins par la routine et un peu plus par la science.

On est en droit de se demander comment il se fait que l'hygiène soit encore si peu répandue. Cependant nulle science n'est aussi humanitaire, car elle intéresse toutes les classes de la société, les riches comme les pauvres, puisque tous nous tenons à la vie.

Il y a plusieurs causes à cela. C'est d'abord que l'hygiène est une science compliquée reposant sur les sciences physiques et naturelles, particulièrement sur la physiologie et la bactériologie. C'est ensuite une cause d'ordre social, car on a beau discuter sur le régime alimentaire le plus sain, légiférer sur les logements insalubres et déterminer le cubage d'air nécessaire pour chaque individu, on n'empêchera pas l'insuffisance des salaires et le prix des loyers de forcer des familles de travailleurs à se mal nourrir et à s'entasser dans des locaux trop étroits, mal aérés et plus mal éclairés encore. Une autre cause encore est l'indifférence regrettable dans laquelle restèrent longtemps les pouvoirs publics, car ce n'est que depuis 1902 que nous possédons en France une loi sur *la protection de la santé publique et l'organisation sanitaire;* ce qui n'empêche, pour ne citer qu'un exemple, que si l'on désinfecte régulièrement les wagons ayant servi au transport des bestiaux, nous continuons à voyager dans des voitures de propreté douteuse et qui sont d'excellents milieux de culture pour microbes de tous genres.

Enfin une dernière cause à signaler est l'ignorance de l'hygiène chez nombre de personnes, même instruites : d'où la nécessité de l'enseignement de cette science.

**Principales divisions.** — Dans ce modeste livre nous nous efforcerons de donner l'essentiel, de résumer aussi nettement que possible les questions les plus importantes.

Nous devons d'abord distinguer entre l'*hygiène individuelle* et l'*hygiène sociale.*

1° L'*hygiène individuelle* comprend l'*hygiène alimentaire* (eau, air, aliments), à laquelle se rattache l'importante question de l'*alcoolisme*, et les *exercices physiques*.

2° L'*hygiène sociale* ou *publique* s'occupe surtout de la propagation et de la préservation des *maladies contagieuses*, de la salubrité de la *maison*, enfin de la *police sanitaire des animaux* et de la nouvelle loi pour la *protection de la santé publique*.

## CHAPITRE PREMIER

# L'EAU

**Son utilité.** — L'eau est la boisson par excellence. Elle est un aliment nécessaire puisqu'elle entre, ainsi que nous l'avons dit dans le cours de physiologie, pour les trois quarts de leur poids dans la constitution de nos organes. Elle est tellement indispensable à l'existence humaine que les peuplades sauvages, avant de faire une halte ou de fonder un village, s'assurent d'abord de l'*eau potable*. D'autre part on sait le soin apporté par les Romains aux adductions d'eaux partout où ils s'installaient. Enfin, l'eau est l'unique boisson de certains peuples : Arabes mahométans, Turcs, Indiens, Chinois, Japonais ne boivent que de l'eau ou des infusions aqueuses.

Rien n'est plus sain et n'étanche mieux la soif qu'un verre d'eau *fraîche* et *pure ;* mais rien n'est plus dangereux qu'un verre d'eau qui peut renfermer les germes de certaines maladies. On doit donc veiller à ce que l'eau destinée à l'alimentation soit pure chimiquement et biologiquement, c'est-à-dire à ce qu'elle ne contienne que des éléments minéraux et aucun germe vivant.

**Sa pureté. Conditions d'une eau potable.** — Les qualités physiques et chimiques que doit présenter une eau pour être potable ont été décrites dans le cours de Chimie. Rappelons seulement qu'une eau potable doit être *fraîche, limpide, sans odeur, agréable au goût, aérée, et propre aux principaux usages domestiques.*

Une eau est *fraîche* si sa température ne dépasse pas 15 degrés ; au delà elle ne désaltère plus ; au-dessous de 5 degrés, elle est trop froide et produit des accidents intestinaux.

Une eau est *limpide* quand elle permet de distinguer, même sous une grande épaisseur les formes et les arêtes des objets. On peut apprécier la limpidité d'une eau par l'expérience suivante : on enduit d'un vernis noir la moitié droite d'un ballon de verre ; au centre de cet hémisphère on ménage une ouverture de 1 centimètre de diamètre, qu'on éclaire à l'aide d'une lampe ; on remplit le ballon d'eau et l'on constate que le faisceau lumineux qui traverse l'eau a une teinte variable avec la limpidité du liquide : il est d'autant plus visible que les poussières sont plus nombreuses.

L'eau est *aérée*, c'est-à-dire qu'elle contient les gaz de l'air en dissolution, si, par l'agitation, on voit des bulles de gaz venir s'accoler aux parois du vase qui la contient.

On reconnaît que l'eau est *propre aux usages domestiques* quand elle dissout le savon en moussant et sans former de grumeaux et quand elle cuit bien les légumes. Si l'eau ne présente pas ces qualités, c'est qu'elle contient trop de matières minérales, plus de 50 centigrammes par litre ; elle est alors indigeste et peut avoir une action nuisible sur l'organisme.

Toute eau qui ne présente pas ces différents caractères doit être rejetée ; mais il faut encore qu'elle ne contienne aucun germe vivant capable de communiquer certaines maladies. Nous indiquerons plus loin comment on peut corriger une eau impure de façon à la rendre potable.

**Ses origines.** — Les eaux utilisées par l'homme ont diverses origines dont les principales sont : les *sources*, les *rivières*, les *puits*, les *citernes*, les *eaux minérales* et la *glace*.

**I. L'eau de source.** — C'est la seule eau qui soit pure, car c'est la seule qui, dans les conditions ordinaires, ne renferme pas de microbes. On sait, en effet, qu'elle provient de l'eau de pluie qui s'est infiltrée à travers les couches du sol et qui s'est purifiée en laissant en route toutes les impuretés, tous les germes qu'elle contenait. Les couches du sol, si elles sont assez épaisses, ont fonctionné comme un filtre parfait en laissant passer seulement l'eau et en retenant les germes.

Pour que cette eau reste pure, il faut éviter de placer dans le voisinage de la source des tas de fumier ou des lavoirs, car les souillures répandues à la surface du sol pourraient pénétrer jusqu'à la nappe d'eau. Il est donc nécessaire d'établir autour de la source une zone de protection.

Il faut aussi se rappeler que dans les terrains calcaires, le sol est crevassé, fissuré, et que par ces fissures l'eau de la surface peut disparaître dans la profondeur, circuler sous la terre et réapparaître à une certaine distance, sans avoir subi de filtration et contenant par conséquent toutes les impuretés de la surface.

Sans nous étendre sur les travaux de captage et d'adduction, qui sont du domaine de l'ingénieur, disons toutefois que :

1° L'eau doit être captée avec soin et maintenue en mouvement depuis son point de captation jusqu'au robinet de consommation ;

2° L'eau doit toujours circuler à couvert dans des tuyaux rigoureusement étanches, pour être à l'abri de toute souillure.

II. **L'eau de rivière ou de lac.** — L'eau de rivière est toujours impure, car la rivière est le déversoir habituel des résidus de toute sorte. Des lavoirs s'installent sur ses bords ; des égouts y déversent des flots de matières infectes ; des usines y rejettent leurs résidus souvent toxiques. Cette infection est portée à un tel degré dans la traversée des grandes villes que l'aspect repoussant de cette eau inspire le plus profond dégoût.

L'exemple de la Seine est particulièrement instructif à cet égard : en amont de Paris, à Choisy, l'eau de Seine contient 500 microbes par centimètre cube ; à Villejuif, elle en a déjà 5 000 ; après la traversée de Paris, à Saint-Denis, c'est 200 000 microbes par centimètre cube qu'elle renferme, ce qui représente environ 30 millions de microbes par verre d'eau ! Certes, ils ne sont pas tous malfaisants, mais quelques-uns peuvent suffire à communiquer des maladies graves.

Pour être utilisées les eaux de rivière devront donc subir une purification, ainsi que nous l'indiquerons plus loin. C'est ainsi qu'à Paris on a installé des bassins filtrants pour les eaux de la Marne et de la Seine et que Londres prend les neuf dixièmes de son eau à la Tamise et à la Lee.

Les eaux des lacs sont ordinairement assez pures, car elles proviennent de la fusion des glaciers ou des cours d'eau des montagnes peu exposés aux contaminations. De plus, l'eau se purifie encore par le repos dans le lac. Quelques villes ont recours à ce moyen : Glasgow est alimentée par le lac Kalvine ; Genève par son lac ; Stockholm par le lac Mœlar ; Chicago par le lac Michigan. On a proposé pour alimenter Paris d'amener les eaux du lac de Neufchâtel à travers le Jura.

Dans une certaine mesure on est renseigné sur les qualités d'une eau de rivière ou de lac par les animaux et les végétaux qui y vivent : une eau que les Poissons n'habitent pas doit être suspecte ; au contraire le Cresson ne vit que dans une eau de bonne qualité ; enfin, le Jonc, le Nénuphar, la Menthe, le Roseau recherchent les eaux stagnantes et suspectes. Mais il faut bien savoir que ces qualités peuvent n'être qu'apparentes, car la présence de microbes ne saurait être révélée que par le microscope.

**III. L'eau de puits.** — Les puits creusés à une grande profondeur (*fig.* 1) peuvent donner de l'eau pure, car c'est en somme de l'eau de source. Mais le plus souvent, le puits est peu profond et l'eau qu'il rassemble appartient à une nappe superficielle qui peut être facilement souillée. Ainsi la plupart des fermes et des maisons de la campagne sont alimentées par des puits creusés au voisinage des bâtiments d'exploitation, des trous à fumier, des écuries, etc. Ces puits sont donc exposés à toutes les infiltrations possibles, d'autant plus dangereuses que les fosses d'aisances sont souvent inconnues et que, si elles existent, leurs parois sont facilement traversées par les matières excrémentitielles. Les puits doivent par conséquent être éloignés d'une dizaine de mètres au moins de ces causes d'infection.

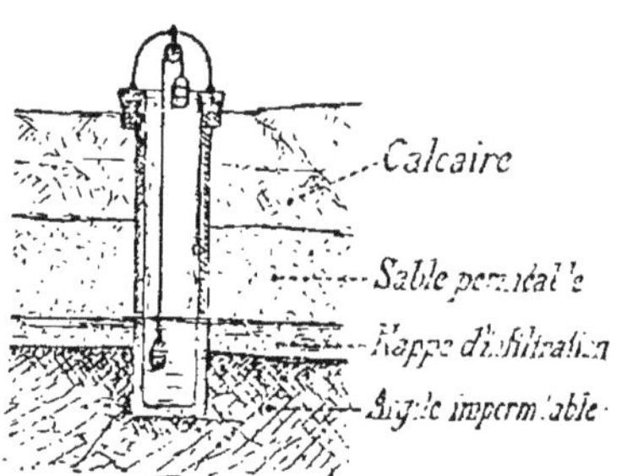


Fig. 1. — Puits ordinaire.

Pour éviter ces inconvénients on emploie de plus en plus des *puits tubulaires* (*fig.* 2), qui consistent en un tube de fer qu'on enfonce dans le sol et qui est muni à sa partie inférieure d'une pointe d'acier au-dessus de laquelle sont de petits trous qui laissent passer l'eau. Dès que cette partie est arrivée dans la nappe aquifère on adapte une pompe à la partie supérieure et l'on obtient en quelques heures une eau fraiche et limpide. C'est un procédé qui rend de grands services aux armées en campagne et dans les grands chantiers.

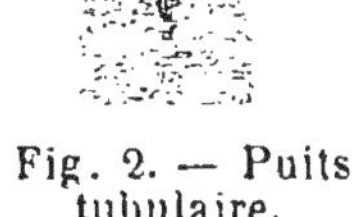
Fig. 2. — Puits tubulaire.

Citons aussi les puits artésiens, qui, en Algérie et en Tunisie, ont rendu de grands services.

**IV. L'eau de pluie ou de citerne.** — L'eau de pluie n'est jamais pure lorsqu'elle est recueillie dans les villes, car elle a balayé l'atmosphère et lavé les toits. Elle peut renfermer de l'acide sulfureux, de l'acide nitrique, des gaz ammoniacaux, qui existent dans l'air impur des villes. De plus, en coulant sur les toits, elle se charge de poussières, de microbes, et elle dissout le plomb des gouttières et des toitures. Le plomb reste en dissolution dans l'eau à l'état d'hydrocarbonate, et peut causer des empoisonnements.

A la campagne l'eau de pluie est moins impure. Mais dans tous les cas cette eau ne devrait pénétrer dans les citernes qu'après avoir été filtrée : c'est ainsi qu'on procède à Venise, à Cette, à Vannes.

**V. Eaux minérales.** — Depuis que l'on sait que les eaux de source ne sont pas toujours d'une pureté irréprochable, on consomme beaucoup d'eaux minérales qui passent pour être pures et surtout privées de microbes. Pour qu'elles soient réellement pures, il faut qu'elles aient été bien captées et mises en bouteilles proprement.

On doit considérer comme une falsification l'opération qui consiste à charger artificiellement l'eau de gaz carbonique au moment de l'embouteillage, car l'eau peut alors ne plus posséder les qualités thérapeutiques qui la font rechercher.

Les eaux minérales peuvent aussi s'altérer à la longue. Des eaux sulfatées, par exemple, peuvent produire de l'hydrogène sulfuré, dont la présence se constate facilement par l'odeur d'œufs pourris qui se dégage.

Quant aux eaux gazeuses artificielles, comme l'eau de Seltz, par exemple, leurs qualités dépendent de l'eau qui a servi à leur fabrication. Il est clair que les microbes mis en bouteille n'en sont pas moins dangereux.

**VI. Glace alimentaire.** — La glace alimentaire est surtout utilisée dans les villes. Pendant longtemps on s'est contenté de la *glace naturelle* extraite des étangs avoisinant les villes et provenant par conséquent d'eaux contaminées par de nombreux microbes. Or, on sait aujourd'hui que le froid ne détruit pas les microbes, même par une action prolongée. Ainsi le bacille de la fièvre typhoïde, exposé pendant 100 jours à un froid de — 10°, a résisté. C'est pourquoi l'on ne doit consommer que de la *glace artificielle*, fabriquée industriellement avec de l'eau pure. Pour cette raison le conseil d'hygiène exige qu'une distinction soit établie entre la glace alimentaire et la glace non alimentaire.

En somme, quand on a des doutes sur la pureté de la glace, il est prudent de refroidir les boissons par simple contact en les plaçant dans une glacière.

**L'approvisionnement des villes.** — Ce que nous venons de dire montre combien il est difficile de fournir à une ville l'eau potable dont elle a besoin. D'autre part, plus les villes sont grandes et populeuses, plus elles se salissent, plus leur nettoyage doit être actif et plus elles ont besoin d'eau.

Le tableau suivant indique la quantité d'eau consommée par tête d'habitant et par jour dans quelques grandes villes :

| | En 1894. | En 1902. |
|---|---|---|
| Paris . . . . . | 215 litres. | 320 |
| Marseille. . . . . | 450 — | » |
| Lyon. . . . . . | 140 — | 270 |
| Bruxelles. . . . | 115 — | 138 |
| Londres. . . . | 135 — | 170 |
| Berlin . . . . . | 175 — | 190 |
| New-York. . . . | 297 — | 750 |
| Lausanne. . . . | 560 — | » |
| Rome. . . . . . | 1 000 — | » |

Il y a lieu de diviser les eaux en deux groupes : celles du *service public*, destinées à la voirie, à l'arrosage, au tout-à-l'égout et aux besoins industriels; et celles du *service privé*, destinées aux usages domestiques. C'est pourquoi l'on a recours souvent à une double distribution d'eau : l'une conduisant l'eau suspecte d'une rivière utilisée par la voirie, l'autre servant à l'eau de source destinée à l'alimentation.

Notons qu'en 1903, il y avait encore à Paris 7000 maisons. sur un total de 75000, qui n'avaient aucune canalisation d'eau de source. Il est juste de dire que 12 ans auparavant, ce chiffre était de 22 000.

Depuis quelques années on se préoccupe de l'alimentation en eau potable des villages. Dans les pays montagneux où les sources sont abondantes, le problème est facile à résoudre ; mais dans les pays de plaines, comme la Beauce, les difficultés sont considérables.

**Eaux contaminées.** — L'eau la plus limpide, de même que la glace la plus transparente, peut, malgré son apparence de pureté, contenir des microbes de toute sorte et en nombre considérable. Tous ces germes, heureusement, ne sont pas malfaisants ; mais il en est beaucoup qui sont dangereux et capables de transmettre des maladies redoutables dont les plus communes sont : la *fièvre typhoïde*, la *dysenterie* et le *choléra*.

**La fièvre typhoïde** est une affection grave qui fait encore de nombreuses victimes. Elle est due à un microbe, le *bacille typhique* ou *bacille d'Eberth* (*fig.* 3), qu'on trouve dans la rate, dans l'intestin et les déjections des personnes atteintes de cette maladie. C'est en introduisant ce microbe dans son tube digestif que l'homme sain prend la fièvre typhoïde. Des faits bien et souvent observés ont montré que l'eau jouait le principal rôle dans la contagion de cette maladie. L'eau, en effet, peut être contaminée, soit *directement* par les déjections des malades ou le lavage des linges souillés, soit *indirectement* par les infiltrations des fosses d'aisances ou des fumiers infectés. Cette eau pourra introduire dans le tube digestif un nombre considérable de bacilles qui détermineront la maladie.

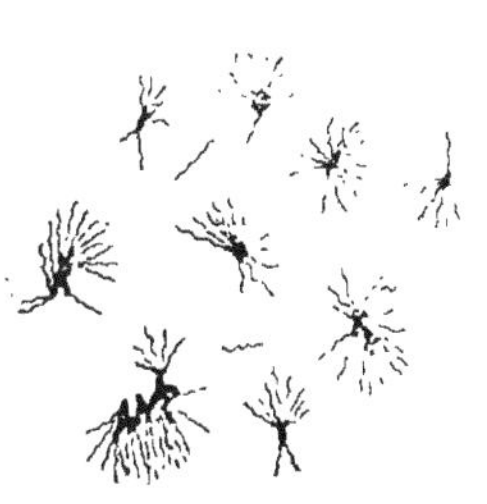

Fig. 3. — Bacille typhique.

Voici quelques faits qui montrent bien que l'eau est le principal agent de transmission de la fièvre typhoïde : à Paris trois à quatre semaines après la distribution d'eau de Seine non filtrée, le nombre des entrées par la fièvre typhoïde dans les hôpitaux augmente, et il revient à son chiffre normal trois à quatre semaines après la fin de cette distribution d'eau impure ; les cas de cette maladie ont diminué beaucoup dans l'armée depuis qu'on emploie de l'eau filtrée ou bouillie.

La **dysenterie** a aussi pour principale cause la putridité de l'eau. C'est ainsi qu'à Vienne, cette maladie si meurtrière a presque disparu, depuis que l'on a substitué l'eau de source à celle du Danube. Pendant l'expédition du Dahomey, la dysenterie ne fit des ravages que lorsque l'eau ne put être filtrée.

Le **choléra** a pour cause un microbe qui a la forme d'une virgule et qui se multiplie dans l'intestin du malade. On peut donc contracter le choléra en faisant pénétrer ce microbe dans le tube digestif, soit en touchant aux linges salis par un cholérique et en maniant ensuite des substances alimentaires, soit, ce qui est plus fréquent, en buvant l'eau qui a été contaminée par ce germe.

Tous ces faits nous montrent l'importance qu'il y a à savoir si une eau contient ou non les germes de ces maladies. Malheureusement on ne connaît pas encore de moyen rapide et facile de révéler leur présence. Il n'existe pour cela que des méthodes compliquées, à la portée seulement de quelques opérateurs. Le plus prudent est par conséquent de considérer toute eau comme suspecte, et de chercher à la purifier par les moyens que nous allons indiquer.

**Purification des eaux contaminées.** — Pour purifier l'eau il faut la débarrasser des matières étrangères qu'elle contient et surtout des microbes. Deux moyens sont employés pour atteindre ce but : la *filtration* et la *stérilisation*.

1° **Filtration.** — Filtrer l'eau ne veut pas dire seulement la *clarifier*, mais bien la *purifier*, c'est-à-dire lui enlever tous les germes qu'elle contient. Tous les filtres clarifient l'eau, mais bien peu la purifient d'une façon complète ; la plupart, en effet, ne retiennent que les impuretés grossières et donnent à l'eau qu'ils filtrent la *limpidité*, mais non la *pureté*.

Les différentes méthodes de filtration peuvent être groupées en deux catégories : dans la première l'eau est filtrée avant d'être livrée aux particuliers, c'est la *filtration centrale;* dans la seconde, les particuliers assurent eux-mêmes la pureté de l'eau, c'est la *filtration à domicile.*

*Filtration centrale.* — Elle consiste à reproduire les conditions de filtration naturelle, c'est-à-dire à faire passer l'eau à travers une couche de sable qui arrête les germes.

C'est ainsi que des villes comme Berlin, Hambourg, Rotterdam, Zurich ont construit des *bassins filtrants* pour purifier l'eau des lacs ou des rivières. Ce sont des réservoirs en maçonnerie qui peuvent avoir 3000 mètres carrés de superficie et au fond desquels se trouvent des drains en terre poreuse, des couches de gravier et de sable. Au début le filtre laisse passer les microbes ; puis, peu à peu, il se forme à la surface du sable une sorte de membrane gélatineuse constituée par des sédiments, des microbes et des algues. Ce voile glaireux arrête les germes et laisse passer l'eau presque pure ; mais il épaissit de plus en plus, de sorte qu'au bout d'un certain temps la filtration cesse et l'on est obligé de nettoyer le filtre en enlevant un ou deux centimètres de la couche supérieure. A Berlin, les filtres sont nettoyés tous les onze jours en été, et tous les mois en hiver. Les villes alimentées par ces eaux filtrées présentent la mortalité la plus faible pour ce qui est de la fièvre typhoïde. Aussi s'est-il produit, en France, depuis quelques années, un mouvement très net en faveur des bassins filtrants, qui n'étaient que rarement utilisés.

*Filtration à domicile.* — De tout temps on a filtré l'eau dans les ménages. Mais on avait seulement pour but de débarrasser l'eau des matières solides en suspension qui lui donnaient un aspect peu agréable. On se servait pour cela de filtres formés de sable et de charbon pulvérisé. L'eau ainsi filtrée était limpide, mais elle contenait encore tous les microbes qui s'y trouvaient avant l'opération.

Deux filtres seulement sont capables de retenir les microbes : la vieille fontaine à pierre lithographique, autrefois très répandue, mais très difficile à entretenir dans un état de propreté satisfaisant, et le *filtre Chamberland*. Ce filtre est basé sur ce fait que la porcelaine dégourdie laisse passer l'eau et arrête les microbes grâce à la petitesse de ses pores.

Il en existe deux types, suivant que l'eau a ou n'a pas de pression.

Le *filtre à pression* (*fig.* 4) est formé par un tube creux en porcelaine appelé *bougie*. Cette bougie est placée dans un cylindre métallique que l'on peut visser sur le robinet d'une conduite d'eau. L'eau arrive dans ce cylindre, passe à travers la porcelaine et s'écoule goutte à goutte par l'orifice inférieur.

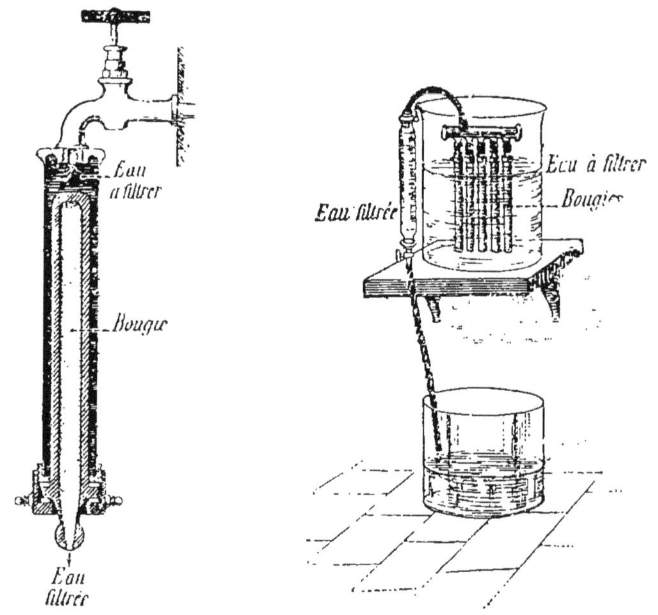


Fig. 4. — Filtre Chamberland à pression.

Fig. 5. — Filtre Chamberland sans pression.

Le *filtre sans pression* (*fig.* 5) est utilisé dans les campagnes, où l'on ne peut se servir du filtre précédent, car on ne dispose ordinairement pas d'une pression d'eau suffisante. L'appareil se compose de plusieurs bougies fixées sur un même tube et qu'on plonge dans un seau rempli d'eau. Au tube collecteur on adapte un tube qui fonctionne comme un siphon une fois amorcé. L'eau passe alors lentement dans les bougies, puis dans le tube collecteur et vient tomber dans un récipient.

Il faut avoir soin de nettoyer fréquemment les bougies, car la porcelaine se recouvre d'une couche glaireuse. Pour cela il est nécessaire, toutes les semaines, de brosser les bougies, puis de les placer dans de l'eau additionnée d'acide chlorhydrique et de les passer ensuite dans l'eau bouillante.

2° **Stérilisation.** — La stérilisation consiste à tuer les microbes contenus dans l'eau. Elle peut se faire par la *chaleur* ou par certaines *substances chimiques*, comme l'alun, la chaux, le permanganate de potasse, le brome, l'iode, le fer et l'ozone. Nous laisserons de côté ces procédés chimiques pour ne nous occuper que de la stérilisation par la chaleur, la seule réellement pratique.

L'ébullition est le seul moyen certain de purifier l'eau, pour cette raison que la température de 100° tue la plupart des germes, et en tout cas sûrement ceux de la fièvre typhoïde et du choléra, à la condition que l'ébullition dure dix minutes au moins.

Faire bouillir de l'eau est une pratique simple et à la portée de tous ; aussi en temps d'épidémie typhique ou cholérique, ne doit-on faire usage que d'eau bouillie.

L'eau bouillie a perdu l'air et les sels qu'elle contenait en dissolution ; aussi passe-t-elle pour être indigeste. Mais mieux vaut après tout boire une eau lourde et non dangereuse qu'une eau légère et malfaisante.

Pour l'approvisionnement des collectivités (casernes, hôpitaux, etc.) on a construit des appareils destinés à stériliser l'eau en grand et sous pression. Grâce à cette pression la température est élevée à 120° sans que l'ébullition se produise, de sorte que les gaz et les sels restent dissous ; de plus tous les microbes, sans exception, sont tués à cette température, et enfin le procédé est économique, car 1 kilogramme de charbon suffit à stériliser 100 litres d'eau.

## RÉSUMÉ

**L'eau.** — L'eau est nécessaire à la vie ; mais elle doit être *potable* et surtout ne pas contenir de germes capables de communiquer certaines maladies.

L'eau potable doit être fraîche, limpide, aérée et propre aux usages domestiques (savonnage et cuisson des légumes).

Les eaux utilisées dans l'alimentation sont :

1° *L'eau de source* : c'est la seule qui soit pure ; mais il faut la capter avec soin et la distribuer dans des conduites bien étanches ;

2° *L'eau de rivière* : elle est toujours impure. Celle des lacs est ordinairement assez pure ;

3° *L'eau de puits* : elle peut être pure si le puits est profond, mais elle est souvent contaminée par les eaux superficielles ;

4° *L'eau de pluie ou de citerne* : elle est presque toujours impure à cause des poussières qu'elle a balayées ;

5° *Les eaux minérales* : ordinairement pures, à la condition qu'elles soient bien captées et mises en bouteilles proprement. Les *eaux gazeuses artificielles* sont souvent suspectes.

6° *La glace alimentaire* : pour être pure elle doit être fabriquée industriellement avec de l'eau pure.

L'approvisionnement en eau des villes est un problème difficile. Plus les villes sont grandes et plus la proportion d'eau par habitant doit être élevée.

**Eaux contaminées.** — Les eaux contaminées sont des eaux impures contenant les germes de certaines maladies et en particulier de la *fièvre typhoïde*, de la *dysenterie* et du *choléra*. La substitution d'une eau pure à une eau suspecte modifie toujours l'état sanitaire d'une ville : la mortalité par la fièvre typhoïde, par exemple, s'abaisse dès qu'on a pris cette mesure.

**Purification des eaux contaminées.** — Pour purifier des eaux contaminées il faut les débarrasser des germes qu'elles contiennent. Deux procédés sont employés :

1° *La filtration,* qui peut se faire en grand dans des *bassins filtrants,* ou à domicile dans des filtres en porcelaine dégourdie (filtre Chamberland).

2° La *stérilisation,* qui peut se faire par la chaleur ou certaines substances chimiques ; l'*ébullition,* pendant 10 minutes au moins, est le seul moyen certain de purifier l'eau, car à 100° les germes des maladies sont tués.

# CHAPITRE II

# L'AIR

**L'air est indispensable à la vie. Asphyxie.** — Nous avons montré dans le cours d'Anatomie et de Physiologie (Chapitre V, pages 113 et 118) que l'air est indispensable à la vie et que la mort survient dès que la respiration s'arrête.

Nous avons vu également que l'asphyxie peut se produire : 1° par *défaut d'oxygène* ; 2° par *excès de gaz carbonique* ; 3° par des *variations de pression de l'air* (air raréfié ou air comprimé) ; 4° par l'absorption de *gaz toxiques* ; 5° par des *causes mécaniques* (noyés, pendus). Puis nous avons indiqué comment on pouvait rappeler un asphyxié à la vie en pratiquant la *respiration artificielle* ou des *tractions rythmées* de la langue.

Nous étudierons seulement ici les conditions qui peuvent assurer une bonne respiration. Elles sont de deux sortes : 1° il faut de l'*air pur*, c'est-à-dire qui ne soit ni vicié par des gaz toxiques, ni chargé de poussières ou de microbes ; 2° cet air doit être introduit en quantité suffisante dans les poumons, afin de produire une bonne ventilation, et pour cela il faut apprendre à respirer, il faut une *éducation de l'appareil respiratoire*.

**Air confiné et ses dangers.** — La composition de l'air dans les campagnes est d'une constance remarquable. L'air y conserve sa pureté. Aussi vivre le plus possible à l'air libre est une des meilleures conditions de santé. Le paysan qui vit toute la journée au plein air est plus robuste que l'ouvrier des villes enfermé dans un atelier souvent mal aéré.

Dans les grands centres, l'air est souillé par les émanations des usines, les gaz provenant des appareils de chauffage et d'éclairage, les poussières et les déchets de toute sorte.

Dans une chambre close où se trouvent plusieurs personnes, la composition de l'air est profondément altérée pour plusieurs causes. D'abord par la diminution de l'oxygène et par l'augmentation du gaz carbonique. Mais ce qui rend plus dangereux encore l'air confiné, c'est que l'air rejeté par l'homme contient un poison doué de propriétés toxiques énergiques. Ce poison, encore mal connu, est sans doute la cause du malaise que l'on éprouve quand on a séjourné dans une salle trop bondée de monde, malaise que l'on attribue volontiers à la chaleur et qui est plutôt un commencement d'asphyxie et d'intoxication.

Quand on pénètre dans une chambre habitée où l'air n'est pas suffisamment renouvelé, on est incommodé par une odeur désagréable de *renfermé*, puis on est empoisonné par une toxine dont les propriétés sont mises en évidence par l'expérience suivante : on suspend dans une salle où se trouvent de nombreuses personnes un ballon de verre refroidi extérieurement par de la glace ; l'eau qui se dépose à l'intérieur du ballon et qui provient de la vapeur condensée prend vite une odeur infecte, et, injectée dans le sang d'un Chien ou d'un Lapin, elle le tue.

Un séjour dans l'air confiné présente donc un réel danger : après les lourdeurs de tête viennent les nausées, les sueurs abondantes, une soif vive, de la difficulté à respirer, parfois du délire et bientôt la mort. « L'haleine de l'homme est mortelle à l'homme. »

Ajoutons que le danger de l'air confiné peut être augmenté par la présence de fleurs, dont les parfums agissent comme des poisons. Aussi dans une chambre à coucher est-il bon qu'il n'y ait ni feu, ni fleurs, ni animaux, car tous consomment de l'oxygène et produisent des gaz nuisibles.

Le moyen d'éviter les accidents causés par l'air confiné est de donner aux pièces où doivent séjourner plusieurs individus un volume suffisant pour que l'air ne soit pas trop vicié. Pour évaluer la *quantité d'air nécessaire* à chaque personne dans une chambre à coucher, par exemple, on se base sur ce fait que l'homme absorbe par heure de 20 à 25 litres d'oxygène et rejette de 15 à 20 litres de gaz carbonique. On détermine ainsi que pour une nuit d'environ huit heures, il faut au moins 30 mètres cubes d'air par personne.

Cette condition hygiénique est importante à réaliser, mais mieux vaut encore assurer le renouvellement de l'air, c'est-à-dire établir une bonne *ventilation*.

**Ventilation**. — La ventilation d'une salle consiste à lui fournir de l'air pur et à la débarrasser de l'air vicié. Il existe deux sortes de ventilation : la *ventilation naturelle* et la *ventilation artificielle*.

1° *Ventilation naturelle.* — Elle est simple et à la portée de tous, car elle consiste à aérer largement, en ouvrant portes et fenêtres le plus souvent possible. C'est ce que l'on fait dans les salles de classe, par exemple, chaque fois que les élèves quittent une salle où ils viennent de séjourner. On a souvent le tort de ne pas aérer suffisamment les appartements : on se calfeutre avec des tentures, des bourrelets aux fenêtres, on entoure le lit d'une cage de rideaux épais où l'on respire plusieurs fois l'air expiré et empoisonné. Ouvrons donc nos fenêtres ; dormons même avec la fenêtre ouverte pendant la nuit, à la condition d'avoir le corps bien couvert et la tête seule exposée au froid et à l'air vif. Avec la fenêtre ouverte, le sommeil est calme et réparateur ; aussi lorsqu'on essaye loyalement ce régime, en prenant certaines précautions (se couvrir chaudement et éviter les courants d'air), le bien-être est tel qu'au bout de quelques jours on ne voudra plus renoncer à cette excellente habitude. Pourtant quand l'air est chargé de poussières et de brouillard, mieux vaut fermer la fenêtre.

2° *Ventilation artificielle.* — Elle se fait par des procédés mécaniques et exige des appareils perfectionnés qui sont de la compétence des architectes et des ingénieurs. Toutefois, remarquons que l'air expiré, ayant, à cause de sa température, une densité plus faible que l'air ambiant, s'élève en haut de la salle ; il ne faudra donc pas faire évacuer l'air par le bas, car on ramènerait ainsi au contact des personnes l'air qu'elles ont déjà respiré.

**Les poussières de l'air.** — Lorsqu'un rayon de soleil pénètre dans une salle, il est facile de se rendre compte de l'abondance des poussières éparpillées dans l'air et que nous faisons pénétrer dans notre organisme en respirant. Ces poussières sont *minérales* ou *organiques*.

Parmi les *poussières minérales*, celles qui dominent proviennent du charbon. L'air des villes, en particulier, est chargé de ces poussières, qui entrent avec l'air jusque dans les poumons où elles se fixent. Aussi, à mesure que l'on avance en âge, les poumons contiennent-ils davantage de ces particules charbonneuses, si bien que les poumons des vieillards présentent à leur surface un réseau de traînées noirâtres dues à ces poussières.

Ordinairement les poussières ne constituent pas un danger; mais dans les mines de charbon, elles deviennent si abondantes qu'elles obstruent les petites bronches et gênent la respiration. Aussi les mineurs ont-ils beau rejeter sans cesse des crachats noirâtres chargés de charbon, leurs poumons finissent par se désorganiser ; ils toussent de plus en plus et finissent par mourir de consomption, à la façon des phtisiques.

Les poussières les plus dangereuses sont celles qui sont dures, celles du silex, par exemple, car elles peuvent déchirer les bronches et y préparer une demeure aux germes de la tuberculose. Sur 100 tailleurs de silex, 80 meurent tuberculeux ; 70 pour 100 parmi les aiguiseurs d'aiguilles, 65 parmi les tailleurs de limes, 40 parmi les tailleurs de meules et 7 parmi les ouvriers en ciment.

Parmi les *poussières organiques* on trouve des débris de tissus, des poils animaux ou végétaux, des brins de laine et de coton, des grains de pollen, etc. On attribue même à ces derniers une affection connue sous le nom de *fièvre de foin*, causée par une irritation des muqueuses du nez, des yeux et des voies respiratoires.

Toutes ces impuretés de l'air ne présentent pas de grave inconvénient ; ce qu'il y a de plus dangereux dans l'air, ce sont les *germes vivants*, les *microbes* qu'il contient.

**Les microbes de l'air. Expériences de Pasteur.** — Pendant longtemps l'existence de germes vivants dans l'air a été niée ; il a fallu les célèbres expériences de Pasteur pour la mettre en évidence.

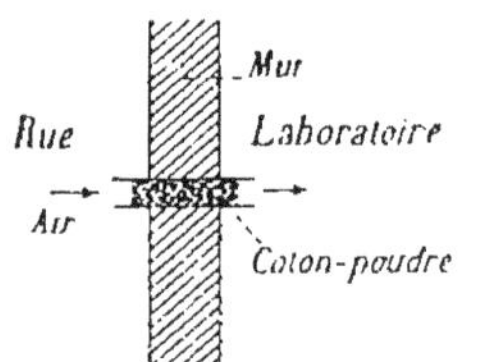

Fig. 6. — Expérience de Pasteur.

Dans une première expérience (*fig.* 6) il place dans un tube une bourre de coton-poudre ; puis il fait communiquer le tube, d'un côté avec l'air de la rue, de l'autre avec une trompe qui produit un appel d'air. L'air de la rue passe à travers le coton, y laisse déposer les poussières qu'il contient et noircit le coton. En dissolvant le coton dans l'éther on obtient une poussière noirâtre composée de matières minérales et de spores de Champignons et d'Algues qui sont bien vivantes, car on peut les faire germer en les plaçant dans un milieu nutritif. L'air contient donc des germes vivants qui peuvent être la cause des maladies et des décompositions organiques.

Ainsi s'explique l'apparition de microbes dans le bouillon, le lait, l'urine, la viande que l'on expose à l'air. C'est aussi de cette façon que les moisissures se développent sur le pain humide, les confitures et le vieux cuir. Tous ces êtres microscopiques travaillent à la décomposition des matières dans lesquelles ils vivent.

D'autre part, Pasteur a montré que l'on peut conserver du bouillon ou du lait pendant plusieurs années, indéfiniment même, en les plaçant à l'abri de l'air de la manière suivante : il introduit le liquide dans un ballon, puis il le soumet à une ébullition prolongée afin de tuer les germes qu'il pourrait contenir et qui ne peuvent résister longtemps à une température de 100°. Il *stérilise* ainsi le ballon et son contenu, puis il ferme le col à la lampe (*fig.* 7). Par refroidissement la vapeur d'eau se condense et le vide se trouve réalisé dans le ballon, car l'air a été chassé pendant l'ébullition. Le liquide reste alors intact tant qu'on n'y introduit pas de germes ; mais, dès qu'on ouvre le ballon en cassant la pointe, l'air extérieur rentre en entraînant les germes qu'il contient et l'altération du liquide se produit aussitôt.

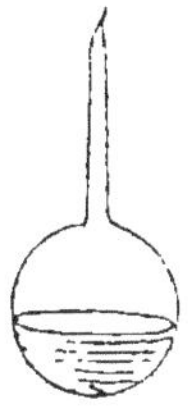

Fig. 7. — Ballon Pasteur.

Voici encore une expérience aussi convaincante que les précédentes : Pasteur prend un ballon dont le col communique avec un tube recourbé dans lequel est placé un tampon d'amiante qui a été stérilisé (*fig.* 8, A). Ce tampon arrête les germes et la décomposition du liquide n'a pas lieu. Au contraire, si l'on introduit le tampon dans un bouillon stérilisé, celui-ci s'altère rapidement. Pasteur utilisait aussi un ballon dont le col était sinueux (*fig.* 8, B) : il faisait bouillir le liquide, et lorsque, par le refroidissement, l'air rentrait, il se dépouillait de ses germes au niveau des courbures du tube et le liquide demeurait intact. Mais s'il penchait le ballon pour amener le liquide au contact des courbures chargées de germes, immédiatement ce liquide s'altérait sous l'influence des êtres vivants qui s'y multipliaient.

Par ces procédés on a pu étudier la répartition des germes dans l'air. Il suffit pour cela de se transporter aux différents endroits dont on veut étudier l'air avec des ballons Pasteur stérilisés et fermés ; puis on brise la pointe avec une pince : un sifflement est produit par l'air qui entre dans le ballon ; enfin on ferme de nouveau à la lampe. Si le liquide se trouble, c'est que l'air a introduit des germes que l'on pourra étudier au microscope; si, au contraire, il reste intact, c'est que l'air ne contenait pas de germes.

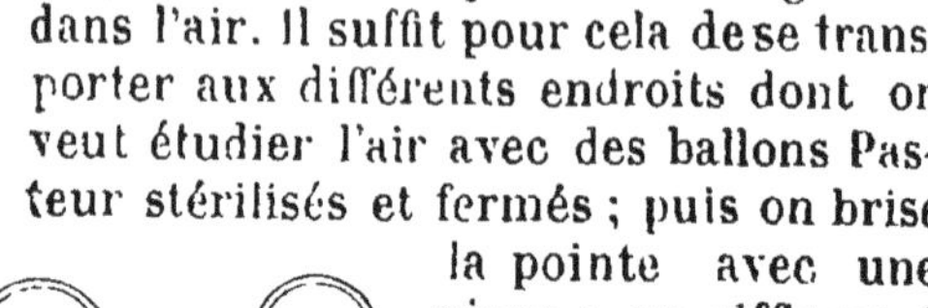

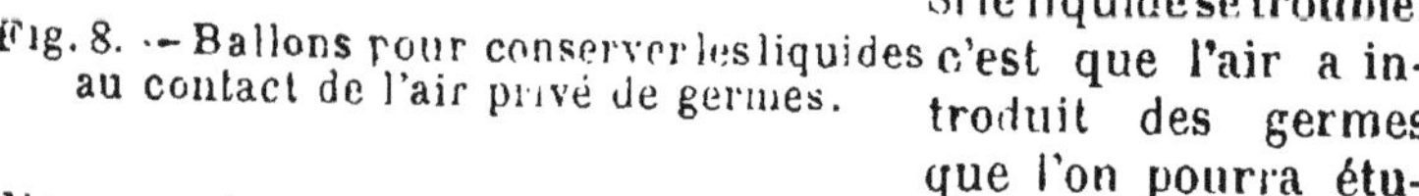

Fig. 8. — Ballons pour conserver les liquides au contact de l'air privé de germes.

**Nombre de microbes**. — On a pu voir ainsi que l'air du centre des villes est celui qui contient le plus de microbes. Ainsi à Paris, au parc Montsouris le nombre des microbes est en moyenne de 400 par mètre cube, tandis que dans la rue de Rivoli, sans doute parce qu'elle est une des rues les plus mouvementées, la moyenne est de 4 000.

A mesure qu'on s'éloigne des lieux habités le nombre des microbes va en diminuant. Ainsi l'air des campagnes en renferme beaucoup moins que celui des villes, et enfin l'air des hautes montagnes et de la mer est d'une pureté presque absolue. Les expériences faites par Pasteur dans les Alpes sont bien démonstratives à cet égard : 20 ballons préparés comme on l'a dit plus haut furent ouverts au Montanvert, près de la mer de Glace, à 2 000$^{m}$ d'altitude et par un vent assez fort ; un seul ballon s'est altéré.

On a pu constater aussi que les microbes sont plus nombreux dans l'air au printemps et en été qu'en hiver. La pluie fait diminuer le nombre de germes, qui devient, au contraire, plus considérable quand le vent soulève les poussières.

Dans les appartements médiocrement tenus il n'est pas rare de trouver plusieurs milliers de microbes par mètre cube d'air, et dans les salles d'hôpital où séjournent de nombreux malades on peut en compter plus de 50 000.

**Invasion de l'organisme par la voie aérienne.** — L'air peut amener les microbes au contact de nos voies respiratoires et favoriser ainsi l'invasion de notre organisme par des germes dangereux, en particulier par ceux de la *tuberculose*, de la *diphtérie*, de la *variole*, de la *scarlatine*, de la *rougeole* et de la *grippe*. Il nous semble donc difficile d'éviter cette contagion, surtout dans les villes, où l'air est chargé de germes de toute sorte. Heureusement beaucoup de ces poussières sont retenues dans les voies respiratoires par le mucus des fosses nasales, du pharynx, du larynx et de la trachée, et sont expectorées ensuite. On a montré, en effet, que dans une atmosphère contenant 20 000 microbes par mètre cube, l'air expiré n'en contenait plus que 40 et se trouvait pour ainsi dire débarrassé des germes.

Il est donc prudent de se mettre à l'abri de la poussière, et pour cela il faut en répandre le moins possible dans l'air. L'arrosage des rues et le goudronnage des routes sont d'une grande utilité pour empêcher la formation de la poussière. D'autre part, dans les appartements, comme dans les rues, *on ne devra jamais balayer à sec*. Ce balayage, en effet, est *inefficace*, car il déplace les poussières sans les enlever ; de plus, il est *dangereux*, car il répand dans l'air les poussières et les germes des maladies. Il faut lui substituer le balayage à l'aide de la *sciure de bois* ou du *sable humides*. De cette façon la poussière est agglomérée et non disséminée dans l'air.

Pour la même raison, *il faut essuyer* les meubles et *non les épousseter*, car dans ce dernier cas on ne fait que changer la poussière de place, avec une circonstance aggravante, c'est qu'on la répand dans l'air.

Il faudrait aussi éviter les tapis, qui sont de véritables réceptacles à microbes. Le parquet qui peut être nettoyé facilement, le linoleum ou le pavé de céramique qu'on lave rapidement sont préférables aux tapis les plus somptueux. Les murs peints à l'huile et que l'on peut laver à grande eau devraient remplacer les tapisseries et les tentures. Mais tout cela n'est guère d'accord avec le goût moderne ; il serait pourtant utile de consentir quelque sacrifice à l'hygiène si l'on veut lutter avec succès contre les maladies contagieuses.

**Éducation de l'appareil respiratoire.** — Il ne suffit

pas de respirer, *il faut savoir respirer*. On devrait apprendre à l'enfant à respirer, comme on lui enseigne à marcher et à parler.

*Il faut respirer par le nez* et non par la bouche, car l'inspiration faite par le nez fournit un plus grand volume d'air ; de plus l'air en passant par les sinuosités des fosses nasales s'échauffe et se débarrasse des poussières qu'il contient et que nous rejetons ensuite en nous mouchant. La respiration par la bouche amenant moins d'air, on comprend que les enfants dont les fosses nasales sont obstruées par des végétations soient chétifs et que leur développement soit ralenti, car ils subissent une sorte d'asphyxie lente.

D'autre part, en respirant par la bouche, l'air froid et sec arrive directement dans les bronches et provoque la toux.

Pour qu'une bonne ventilation se fasse dans les poumons, il faut *s'habituer à faire de profondes et lentes inspirations*

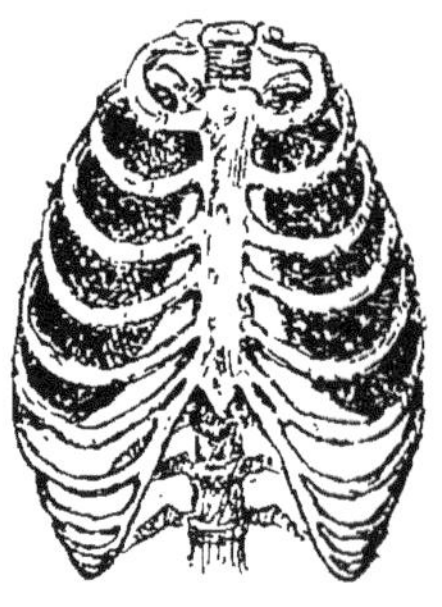

A

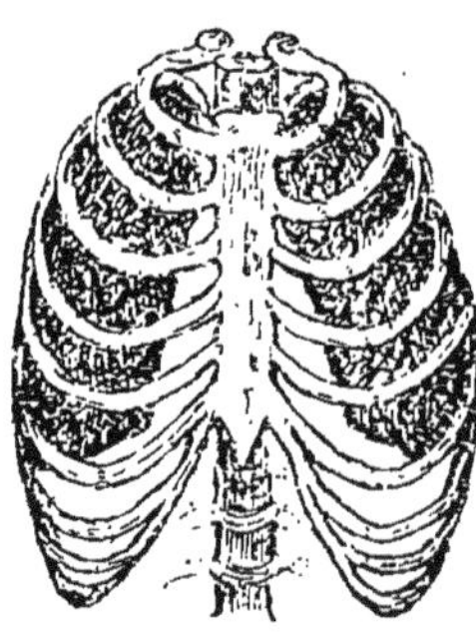

B

Fig. 9. — Cage thoracique.
A, d'une personne qui ne fait pas d'exercice ;
B, d'une personne qui en fait.

car elles apportent plus d'air que des inspirations courtes et rapides. On a montré par des mesures précises que 40 inspirations de 300 centimètres cubes chacune ne produisent pas un renouvellement de l'air aussi parfait que 20 inspirations de 500 centimètres cubes. On sait que pendant une promenade à l'air vif et pur de la campagne, les profondes inspirations donnent une sensation particulière de bien-être qui décongestionne le cerveau et rend plus dispos et plus vigoureux.

Il est nécessaire aussi de favoriser le développement de la

cage thoracique par des exercices physiques (*fig.* 9), et de veiller à ce que la dilatation de la poitrine et celle de l'abdomen ne soient pas gênées par des vêtements trop serrés.

## RÉSUMÉ

*L'air est indispensable à la vie*; aussi dès que les mouvements respiratoires s'arrêtent, la mort survient-elle: c'est l'*asphyxie*. Elle peut se produire : 1° par *défaut d'oxygène*; 2° par *excès de gaz carbonique;* 3° par des *variations de pression;* 4° par des *gaz toxiques;* 5° par des *causes mécaniques*.

Pour assurer une bonne respiration, il faut : 1° de l'*air pur;* 2° de l'*air en quantité suffisante*.

**Air confiné et ses dangers.** — Vivre le plus possible à l'air libre est une des meilleures conditions de santé.

L'air d'une chambre close est vicié non seulement par la diminution de l'oxygène et l'augmentation du gaz carbonique, mais encore par la présence d'une toxine.

La quantité d'air nécessaire à une personne placée dans une chambre close est d'environ 30 mètres cubes pour une nuit de huit heures.

Pour aérer une salle on a recours à la *ventilation,* qui peut être *naturelle* ou *artificielle*.

**Les poussières et les microbes de l'air.** — Les poussières de l'air sont *minérales* ou *organiques*. Parmi les premières, celles du charbon sont les plus fréquentes; les secondes proviennent d'êtres vivants, et parmi elles les plus dangereuses sont les *germes vivants* ou *microbes*. Les expériences de Pasteur ont montré nettement l'existence de ces germes et ont même permis d'étudier leur répartition dans l'air. C'est ainsi que l'on a vu que l'air des villes était plus riche en germes que l'air des campagnes, et que l'air des montagnes et de la mer est d'une pureté presque absolue.

Pour éviter l'invasion de l'organisme par la voie aérienne, il faut *ne jamais balayer à sec, essuyer et ne pas épousseter.*

**Éducation de l'appareil respiratoire.** — Il ne suffit pas de respirer, *il faut savoir respirer* : on doit respirer par le nez et non par la bouche; il faut aussi s'habituer à faire de profondes et lentes inspirations, qui sont plus efficaces que des inspirations courtes et rapides.

Il est nécessaire aussi de favoriser le développement de la cage thoracique par des exercices physiques.

---

CHAPITRE III

## LES BOISSONS ET L'ALCOOLISME

---

**Les excitants.** — Nous avons vu qu'il y avait nécessité pour l'homme d'absorber des boissons afin de rendre à l'organisme l'eau qu'il a perdue. Cette nécessité se manifeste par un besoin impérieux, la *soif*. Avoir soif, c'est en réalité avoir besoin d'eau. Aussi rien n'étanche mieux la soif, nous l'avons déjà dit, qu'un verre d'eau fraîche et pure.

La boisson par excellence est l'eau, et l'on peut vivre et travailler en ne buvant que de l'eau C'est la seule boisson qui réponde à un besoin de l'organisme. Et pourtant nos préjugés sont tels que nous éprouvons un sentiment pénible à donner un verre d'eau à quelqu'un qui nous demande à boire. C'est que depuis la plus haute antiquité l'homme ne s'est pas contenté de cette boisson naturelle : il a recherché des liquides plus parfumés et plus excitants. Ces liquides, ordinairement peu nutritifs, ont la propriété de stimuler l'organisme en excitant le système nerveux. Aussi comme par leur simple présence ils donnent plus d'énergie à l'organisme. on les avait appelés *aliments d'épargne*. En réalité, ils n'ont qu'une valeur alimentaire très faible, et l'expérience a montré qu'ils méritaient mieux le nom d'*aliments de gaspillage*, car s'ils rendent de réels services quand on les emploie judicieusement et modérément, ils causent, au contraire, si l'on en abuse, des troubles graves dont l'*alcoolisme* est le plus triste exemple.

Ces différents excitants peuvent être rangés en quatre

groupes : les *boissons aromatiques*, *fermentées*, *distillées*, et les *liqueurs*.

## § 1. — Boissons aromatiques.

**Les boissons aromatiques sont des aliments nervins.** — Les boissons aromatiques sont des infusions de feuilles ou de graines. Les plus usitées sont : le *café*, le *thé*, le *cacao*, le *maté*. Ce sont des aliments *nervins*, c'est-à-dire que par l'excitation qu'elles produisent sur le système nerveux, ces boissons donnent une sensation de bien-être, de puissance, qui réveille la vigueur physique et facilite le travail intellectuel.

Toutes contiennent un alcaloïde, la *caféine*, qui accroît l'activité musculaire et cérébrale, et permet à l'ouvrier déjà affaibli par un travail antérieur de mieux lutter contre la fatigue et de triompher des difficultés de la vie. Mais si précieuse que soit leur action bienfaisante, ces boissons deviennent dangereuses par l'abus, car elles provoquent des troubles organiques, en particulier des maux d'estomac, des palpitations du cœur, des tremblements et même de véritables crises nerveuses.

La caféine n'a pas de valeur alimentaire, car en augmentant l'activité des tissus, elle oblige ceux-ci à consommer leurs réserves nutritives, elle contribue donc finalement à épuiser l'organisme. Aussi son action n'est bienfaisante que si l'alimentation est suffisante. Dans ce cas elle permet une utilisation plus complète de la chaleur fournie par cette alimentation et augmente ainsi le rendement du travail : d'où son utilité incontestable.

**Le café.** — Le café est obtenu par une infusion de la poudre des grains torréfiés du *Caféier*, arbrisseau cultivé aujourd'hui dans toutes les régions tropicales. Le fruit de cet arbrisseau est une baie rouge de la grosseur d'une petite cerise; il renferme deux graines qui sont les grains de café. Ce grain contient un parfum qui se développe à mesure que le grain vieillit. Pour obtenir l'infusion de café, il est nécessaire de faire bouillir l'eau.

Non seulement le café facilite et active la digestion, mais il est un contrepoison utile dans certains empoisonnements alimentaires et pour combattre les excès alcooliques et les effets de la nicotine chez ceux qui abusent du tabac.

A cause de son prix élevé le café est souvent falsifié. Le grain peut être fabriqué de toutes pièces à l'aide de farines torréfiées, aromatisées, agglutinées avec de la dextrine, puis moulées. Mais c'est surtout sur le café en poudre que la fraude s'exerce par l'addition de farine, de poudre de glands et le plus souvent de chicorée torréfiée. Le mélange de la poudre de chicorée n'est pas toujours considéré comme une falsification, car en Allemagne et dans le nord de la France le café pur est peu apprécié : le bon café doit contenir de la chicorée. C'est un préjugé inexplicable, car la chicorée n'a aucune des propriétés stimulantes du café. Toutefois ses propriétés laxatives peuvent rendre quelque service.

On reconnaît facilement si la poudre de café contient de la chicorée en mettant une pincée de cette poudre dans un verre d'eau : si elle est pure, elle surnage et ne s'imbibe que lentement, tandis que si elle contient de la chicorée, celle-ci tombe au fond du verre et donne une coloration brune.

**Le thé et le maté.** — Le *thé* est obtenu par une infusion de feuilles sèches d'un arbrisseau originaire de Chine. Une tasse de thé faite avec 5 grammes de feuilles contient à peu près la même quantité de caféine que la tasse de café faite avec 15 grammes de café. Pourtant ces boissons contiennent des huiles essentielles qui n'ont pas la même action physiologique, car le thé, par exemple, peut produire de l'insomnie chez des sujets habitués au café, ou inversement.

La même plante peut donner le *thé noir* et le *thé vert*, mais alors que le premier provient de feuilles rapidement séchées au soleil, le second est obtenu par des feuilles séchées à l'ombre et qui ont subi un commencement de fermentation, de sorte qu'il contient plus d'essence et qu'il est plus aromatique mais aussi plus excitant que le thé noir.

L'infusion de thé calme bien la soif et active la digestion. Elle peut même entraîner les aliments avant qu'ils soient digérés complètement, de sorte que la nutrition se fait mal et qu'un amaigrissement se produit. Aussi les grands buveurs de thé sont-ils ordinairement maigres.

La falsification du thé se fait avec des feuilles desséchées de Fraisier, d'Érable, de Frêne, ou avec des feuilles de thé ayant déjà servi.

Le *maté* est obtenu par une infusion de feuilles d'une sorte de Houx ; il est très consommé dans l'Amérique du Sud.

**Cacao. Kola. Coca.** — Le *Cacao* contient peu de caféine, aussi est-il peu excitant ; mais il renferme une sorte de beurre qui le rend très nutritif.

La *Kola* renferme avec la caféine de la théobromine, qui est un alcaloïde stimulant des muscles. Aussi la graine de Kola est-elle consommée couramment par les nègres de l'Afrique tropicale.

La *Coca* provient d'un arbuste de l'Amérique du Sud dont les feuilles mâchées par les indigènes permettent de résister à un jeûne prolongé ; c'est qu'elle contient un alcaloïde spécial, la *cocaïne*, qui, ayant des propriétés anesthésiques, calme la sensation de faim et de soif, tout en accroissant l'activité musculaire. La dissolution de cocaïne est employée en chirurgie, comme anesthésique local ; elle supprime la douleur sans abolir la sensibilité tactile.

## § 2. — Boissons fermentées.

**Origine des boissons fermentées.** — Les boissons fermentées proviennent de la décomposition des jus sucrés sous l'influence de Champignons appelés *Levures*.

Cette décomposition, qui produit de l'alcool, ainsi que nous l'avons montré dans le cours de Physiologie, est connue sous le nom de *fermentation alcoolique ;* elle est représentée par la formule suivante :

$$\underset{\text{sucre}}{C^6H^{12}O^6} = \underset{\text{alcool}}{2C^2H^6O} + \underset{\text{gaz carbonique.}}{2CO^2}$$

La matière première de l'alcool est donc le sucre. C'est pourquoi les boissons fermentées provenant de jus sucrés sont toutes à base d'alcool ; mais elles ne peuvent en contenir qu'une quantité limitée, car les Levures qui opèrent la transformation du sucre en alcool cessent de fonctionner à partir du moment où le liquide renferme 16 à 17 pour 100 d'alcool. Par la *distillation* de ces boissons fermentées, on peut en extraire l'alcool et obtenir de l'alcool presque pur. Telle est la différence entre les *boissons fermentées* et les *boissons distillées*.

Nous allons étudier les trois boissons fermentées les plus communes : le *vin*, le *cidre* et la *bière*.

**Le vin.** — Le vin est le produit de la fermentation du jus de raisin sous l'influence des levures qui vivent naturellement sur le fruit ou de levures sélectionnées dans des bouillons de culture appropriés et récoltées sur de bons cépages.

**Sa composition.** — Elle est très complexe. Le vin contient de l'*alcool* (environ 10 pour 100), du *tanin*, des *sels* (chlorures, phosphates, bitartrate de potassium ou crème de tartre), de la *glycérine*, des traces d'*éthers* (bouquet du vin) et d'*aldehydes*.

La quantité d'alcool contenue dans 100 parties de vin est ce qu'on appelle le *degré alcoolique*. Ce degré varie beaucoup ; il va depuis 6 dans les vins du Centre jusqu'au-dessus de 15 dans les vins du Midi. Les vins contenant plus de 15 pour 100 d'alcool sont appelés *vins de liqueur*. Tels sont : le Banyuls, 17°, le Madère, 20°, le Marsala, 23°.

La composition du vin varie suivant qu'il est *rouge* ou *blanc*.

Le *vin rouge* est obtenu en faisant fermenter le jus sucré au contact de la grappe ; l'alcool, à mesure qu'il se forme, dissout la matière colorante rouge des grains de raisin et une certaine quantité de tanin. Aussi le vin rouge est-il essentiellement tonique.

Le *vin blanc* s'obtient aussi bien avec le raisin rouge qu'avec le raisin blanc, mais il faut pour cela que le jus de raisin fermente seul, isolé des grappes. Il est pauvre en tanin, mais assez riche en crème de tartre, ce qui le rend diurétique.

Le vin est à la fois un excitant et un aliment. Excitant par son alcool, « il nous nourrit par sa crème de tartre et ses phosphates, qui fournissent à nos cellules la potasse et le phosphore nécessaires, et par la glycérine, qui sert à la production des graisses ; il nous convient aussi par les éthers qui le parfument, il nous soutient par ses matières tanniques et colorantes, qui nous tonifient à la façon du quinquina et qui activent les fonctions de l'estomac. » (A. Gautier.)

Hâtons-nous de dire que cela n'est vrai que du bon vin naturel et pris à dose modérée. Falsifié ou pris en trop grande quantité, il devient un danger que nous préciserons plus loin à propos de l'alcoolisme.

**Ses falsifications.** — Actuellement le vin naturel est si bon marché qu'on ne fabrique plus cette boisson comme on le faisait il y a quelques années. Pourtant on fait encore subir au vin certaines falsifications dont les plus communes sont : le mouillage, le vinage, le sucrage, le plâtrage, etc.

Le meilleur moyen de découvrir la falsification d'un vin est d'en faire l'analyse chimique et de la comparer avec celle d'un vin authentique du même crû et de la même année, car il ne faut pas oublier que le vin du même crû a sa composition qui varie avec l'année. Un dégustateur habile peut aussi arriver à découvrir les fraudes, mais il n'y a ni règle, ni principe pour cela.

Le *mouillage* consiste à ajouter au vin naturel une certaine quantité d'eau, ce qui fait baisser le degré alcoolique ; on est alors amené à relever celui-ci en ajoutant de l'alcool : c'est ce qu'on appelle le *vinage*. Le mouillage appelle donc le vinage. Or, le vinage est dangereux, car la composition chimique naturelle du vin est changée. C'est au vinage, malheureusement trop fréquent, qu'il faut attribuer la plupart des désordres produits dans l'organisme chez les buveurs de vin, alors qu'autrefois ceux-ci présentaient rarement les troubles de l'alcoolisme. Une loi de 1894 interdit le vinage quel qu'il soit.

Comme le vin mouillé perd de sa couleur, on lui ajoute souvent des matières colorantes : elles peuvent être inoffensives, comme les baies de Sureau et le Campêche ; mais elles sont dangereuses quand elles proviennent de la houille, comme la fuchsine.

Au lieu d'ajouter de l'alcool au vin, on pratique le *sucrage*, c'est-à-dire qu'on sucre le jus de raisin en fermentation, afin d'augmenter la proportion d'alcool. Cette opération est licite.

Le *plâtrage* consiste à ajouter du sulfate de potassium dans le vin afin de lui donner une coloration plus vermeille et de rendre sa conservation plus facile en augmentant son acidité. Les vins plâtrés, en effet, supportent mieux la chaleur et le transport. Mais l'usage du vin plâtré étant dangereux pour l'intestin et surtout pour les reins, une loi de 1891 exige que la quantité de sulfate de potassium ne dépasse pas 2 grammes par litre.

Enfin, on donne souvent aux vins des *bouquets artificiels* à l'aide d'essences qui donnent l'illusion des crûs les plus réputés de Bourgogne et de Bordeaux, mais qui sont des toxiques redoutables. Quelques centimètres cubes de ces essences pures suffisent pour tuer un Chien.

**Ses maladies.** — Il ne suffit pas d'avoir du bon vin naturel, il faut encore le conserver sans qu'il s'altère; car malgré les soins qu'on lui prodigue, il prend souvent des maladies, telles que la *piqûre*, la *graisse*, la *pousse*, la *tourne*, l'*amertume*, etc. Le vin malade devient nuisible à l'organisme.

Les découvertes de Pasteur ont montré que ces maladies étaient causées par des germes qui se trouvent partout, même dans le vin le plus robuste, mais qui se développent seulement quand les circonstances sont favorables. Ainsi dans un vin maintenu dans une cave bien fraîche, les germes ne se développent pas et tombent dans la lie, dont on devra se débarrasser par des soutirages. Ces soutirages, de même que l'embouteillage, ne devront être faits que lorsque la pression atmosphérique sera élevée, de façon qu'elle maintienne les gaz en dissolution dans le vin.

**Le cidre.** — Le cidre est obtenu par la fermentation du jus de pomme. C'est la boisson habituelle en Normandie, en Bretagne et en Picardie. Il est d'abord sucré et mousseux et peut se conserver quelques années s'il est mis en bouteille, mais tiré au tonneau, son alcool s'oxyde et donne de l'acide acétique : il *durcit*.

Son degré alcoolique moyen est de 5. Il est riche en acides organiques, notamment en acide malique. Les sels de potasse qu'il contient lui donnent des propriétés purgatives et diurétiques

Le cidre s'altère facilement : il *file* et devient visqueux s'il ne contient pas assez de tanin, ni d'alcool ; il *noircit* s'il contient trop de sels alcalins, ce qu'on peut éviter en ajoutant de l'acide tartrique.

Le cidre est une boisson saine, mais il ne doit être consommé ni trop sucré, car il provoque des accidents intestinaux, ni trop acide, car il irrite l'estomac. Il facilite les fonctions éliminatrices : la maladie de la pierre est presque inconnue chez les buveurs de cidre.

**La bière.** — La bière provient de la fermentation du *moût* sucré de l'orge.

Pour préparer ce moût on fait germer l'orge pendant quelques jours. Pendant ce temps la diastase sécrétée par l'embryon transforme l'amidon de la graine en dextrine, puis en maltose, qui est un sucre pouvant fermenter. On dessèche ensuite l'orge pour arrêter la germination, et l'on obtient une poudre ou *malt*, que l'on brasse avec de l'eau tiède. Quand cette dessiccation est poussée jusqu'au voisinage de la torréfaction, on obtient un malt propre à la fabrication des bières brunes. Le liquide sucré ainsi obtenu est le moût, que l'on fait fermenter; mais auparavant on le fait bouillir avec du Houblon, qui lui communique une amertume particulière.

Par cette ébullition le liquide est stérilisé et peut être ensuite ensemencé avec des levures pures sélectionnées propres à l'obtention de telle ou telle variété de bière.

Le degré alcoolique moyen de la bière est 5. Elle est plus riche en matières nutritives que le vin, mais elle n'en a pas les propriétés stimulantes. A faible dose, elle excite l'appétit ; mais à forte dose, elle dilate l'estomac et produit des troubles digestifs.

Les falsifications de la bière sont nombreuses: la plus fréquente consiste à remplacer en partie le moût sucré de l'orge par des glucoses impurs qui donnent par la fermentation des produits nuisibles; on remplace aussi le Houblon, qui coûte cher, par d'autres substances amères telles que l'acide picrique, le fiel de bœuf, le buis, la gentiane ; enfin, pour conserver la bière qui s'altère facilement on lui ajoute de l'acide salicylique, matière dangereuse.

Le tableau suivant montre bien les qualités nutritives du vin, du cidre et de la bière.

| | VIN | CIDRE | BIÈRE |
|---|---|---|---|
| Degré alcoolique. . . . . . . . . . | 10 | 5 | 5 |
| Matières solides totales par litre. . | 26g | 40g | 50g |
| Matières minérales, par litre. . . . | 2 | 2,8 | 2,5 |
| Sucre. — . . . . | 1,5 | 8 | 16 |
| Dextrine. — . . . . | » | » | 22 |
| Tartre. — . . . . | 2,05 | » | » |
| Albumine. — . . . . | traces | traces | 5 |
| Acides. — . . . . | 5 | 4,5 | 2 |
| Gaz carbonique. — . . . . | traces | traces | 2 |

En résumé, le *vin* est la boisson fermentée la plus alcoolique et la plus tonique; le *cidre* est moins alcoolique et plus rafraîchissant; la *bière* est la plus nutritive.

## § 3. — Boissons distillées.

**Origine des boissons distillées.** — Les boissons distillées sont obtenues par la distillation des boissons fermentées ou de matières ayant subi la fermentation alcoolique. On peut les ranger en trois groupes: les *eaux-de-vie naturelles*, les *alcools d'industrie* et les *eaux-de-vie artificielles*.

Outre l'alcool ordinaire ou *éthylique* les boissons distillées contiennent des impuretés qui leur donnent un bouquet recherché des buveurs, mais qui sont très toxiques Parmi ces produits les uns sont plus volatils que l'alcool ordinaire, ce sont: les *aldéhydes*, les *éthers* et les *essences*; les autres sont moins volatils, savoir : les *alcools* dits *supérieurs* et notamment l'*alcool propylique*, l'*alcool butylique* et l'*alcool amylique*, le plus toxique de tous : enfin le *furfurol*, ou aldéhyde pyromucique, dont l'action convulsivante est caractéristique.

On peut par un travail compliqué enlever ces impuretés et obtenir de l'alcool pur : on dit alors qu'il est *rectifié*. Cette opération industrielle exige un outillage perfectionné et ne se fait convenablement que dans les grandes distilleries.

**Eaux-de vie naturelles.** — Elles sont tirées des boissons fermentées par simple distillation. Leur degré alcoolique varie de 38 à 62.

Les plus communes sont:

L'*eau-de vie de vin*, provenant de la distillation du vin ; c'était jadis la seule connue en France ; celle de la Charente est particulièrement renommée sous le nom de *cognac* ou *fine champagne*. Elle contient peu d'alcools supérieurs.

L'*eau-de-vie de marc*, provenant de la distillation des marcs de raisin fermentés, et l'*eau-de-vie de cidre* ou *Calvados*, obtenue par la distillation du cidre. Toutes deux renferment une certaine quantité d'alcool propylique qui leur donne un bouquet recherché, mais qui les rend plus toxiques que la précédente.

Le *rhum*, provenant de la distillation du jus de Canne à sucre fermenté, et le *tafia* obtenu avec les mélasses de Cannes.

L'*eau-de-vie de fruits*, retirée des jus sucrés et fermentés de certains fruits, tels que les cerises qui donnent le *kirsch* et les prunes qui fournissent l'eau-de-vie de couetsche. Le kirsch doit son parfum à un mélange d'essence d'amandes amères (aldéhyde benzoïque) et d'acide prussique.

On peut encore citer l'*eau-de-vie de grain*, l'*eau-de-vie de betterave*, riche en alcool butylique, l'*eau-de-vie de pomme de terre*, contenant beaucoup d'alcool amylique et de furfurol.

**Alcools d'industrie.** — Ces alcools que l'industrie produit en quantité considérable ont diverses origines. On peut extraire de l'alcool de toute substance contenant du sucre, ou même des hydrates de carbone (amidon, cellulose) capables de produire du sucre. A cet effet, on transforme d'abord l'amidon en glucose par l'acide sulfurique étendu ou par le malt (orge germée). Il suffit ensuite de faire fermenter et de distiller.

On fabrique ainsi de l'alcool avec la pomme de terre, les céréales, la châtaigne, etc. On extrait même de l'alcool de la sciure de bois que l'on saccharifie par l'acide sulfurique et qu'on fait fermenter.

Tous ces alcools contiennent de nombreuses impuretés qu'il est nécessaire d'enlever par la rectification avant de les livrer à la consommation.

**Eaux-de-vie artificielles.** — Elles sont obtenues à l'aide des alcools d'industrie que l'on amène au degré exigé par le commerce (environ 45°) en ajoutant de l'eau, puis que l'on aromatise à l'aide d'essences ou *bouquets*. Aussi ces eaux-de-vie sont nuisibles non seulement par leur alcool, mais aussi et surtout par les essences toxiques avec lesquelles on les aromatise.

Le *bouquet de cognac*, par exemple, qui est obtenu par l'action de l'acide nitrique sur un mélange d'huile de ricin et autres corps gras, peut tuer un Chien à la dose d'un centigramme.

Le *bouquet de noyau*, dont on se sert pour fabriquer certains kirschs, est obtenu par un mélange de nitrobenzine et d'aldéhyde benzoïque. Cinq grammes de cette essence tuent un Chien en un quart d heure, en provoquant des convulsions tétaniques : c'est la dose qui entre dans la fabrication d'un litre de kirsch.

**Toxicité des alcools.** — Tous les alcools sont toxiques, mais ils le sont à des degrés divers. A ce point de vue on peut les ranger dans l'ordre croissant que voici : *alcool éthylique, propylique, butylique, amylique* et *furfurol*.

Ainsi tandis qu'il faut 90 grammes d'alcool éthylique pour tuer rapidement un Chien, il suffit de 45 grammes d'alcool propylique, de 27 d'alcool butylique, de 23 d'alcool amylique et 10 seulement de furfurol.

Ces expériences montrent que la rectification complète des eaux-de-vie ne suffirait pas pour faire disparaître les accidents de l'alcoolisme, puisque ceux-ci sont produits même par l'alcool éthylique pur.

Des expériences faites sur le Cobaye montrent l'action particulière des trois produits principaux qui se trouvent dans les boissons distillées : l'alcool éthylique, l'alcool amylique et le furfurol. On fait à un premier animal une injection sous cutanée de $1^{cm^3}$ d'*alcool éthylique rectifié;* à un second, de $1^{cm^3}$ d'*alcool amylique rectifié ;* enfin, à un troisième, de $1^{cm^3}$ d'alcool amylique non rectifié, contenant par conséquent du *furfurol*.

Le premier Cobaye titube, perd son équilibre, tombe sur le côté, et reste dans cet état d'affaissement jusqu'au moment où l'alcool est éliminé ; après il revient à son état normal sans que l'alcool ait laissé de trace apparente.

Le second présente les mêmes symptômes, mais plus accentués; il reste immobile et ne répond pas aux excitations ; on peut le bousculer, le jeter en l'air sans le faire sortir de son inertie, il est empoisonné, car il ne tarde pas à succomber.

Quant au troisième, qui a reçu du furfurol, il présente, en plus des troubles précédents, des mouvements convulsifs, et la mort vient rapidement.

Ces expériences nous laissent deviner les troubles organiques qui, à la longue, doivent se produire chez les personnes faisant de ces boissons alcooliques une consommation quotidienne.

## § 4. — Boissons à essences ou liqueurs.

Les liqueurs sont fabriquées presque toujours avec des alcools d'industrie auxquels on ajoute des essences aromatiques, toujours toxiques. Par leur alcool et par leurs essences, elles sont donc doublement toxiques. On les range en deux groupes : les liqueurs dites *apéritives*, et celles dites *digestives*. Aucune d'elles d'ailleurs ne mérite ces appellations.

**Liqueurs dites apéritives.** — Les plus importantes sont : l'*absinthe*, le *vermouth*, les *amers*, les *quinquinas*.

Toutes sont mauvaises, mais la plus funeste, à coup sûr est l'*absinthe*, dont l'effet est si particulier qu'on lui a réservé un nom spécial : l'*absinthisme*. Cette boisson agit par son degré alcoolique élevé (60 à 72°) et surtout par les essences qu'elle renferme et qui toutes ont des propriétés *stupéfiantes* et *épileptisantes*. Les attaques épileptiques que l'on voit chez les absinthiques ne se trouvent pas chez les alcooliques qui n'ont pas abusé de cette terrible liqueur : elles sont donc bien dues à l'absinthe.

Pour préparer l'absinthe, on fait macérer dans l'alcool des plantes odorantes (feuilles et fleurs de grande Absinthe, de petite Absinthe, de Fenouil ; fleurs d'Hysope ; fruits d'Anis et de Badiane, etc.) et on distille ensuite.

L'essence de Reine-des-prés, qui forme une partie constituante du *vermouth* et du *bitter*, est aussi épileptisante.

A côté de ces boissons dangereuses, on doit placer un produit des plus toxiques et auquel on attribue bien à tort des propriétés réconfortantes : c'est le *vulnéraire* ou *eau d'arquebuse*, qui renferme jusqu'à 18 espèces d'essences végétales, toutes plus ou moins toxiques.

**Liqueurs dites digestives.** — Toutes, même prises à faible dose, sont nuisibles par leur degré alcoolique, par les essences qu'elles renferment, et parce qu'elles retardent la digestion plutôt qu'elles ne l'accélèrent.

Le tableau suivant indique la teneur en alcool de quelques-unes de ces liqueurs :

| | | | |
|---|---|---|---|
| Chartreuse verte. . | 57° | Curaçao . . . . . . . | 39 |
| Kummel . . . . . | 50 | Liqueurs ordinaires. . | 28 |
| Chartreuse jaune. . | 43 | Cassis. . . . . . . . | 20 |
| Bénédictine. . . . . | 43 | | |

## § 5. — L'alcoolisme.

**Ivresse et alcoolisme.** — Avant d'indiquer les dangers de l'alcoolisme et de rechercher les moyens de combattre ce fléau, il est nécessaire d'établir une distinction entre l'*ivresse* et l'*alcoolisme*.

L'*ivresse* est une intoxication aiguë due à une trop grande absorption de boissons fermentées ou distillées. Elle passe par plusieurs phases : c'est d'abord la période d'*excitation*, marquée par de la gaieté et au cours de laquelle l'individu devient plus expansif et plus émotionnable ; puis c'est la période d'*abandon*, pendant laquelle l'intelligence va en s'affaiblissant et les idées deviennent confuses et se dissocient; enfin, c'est la période de *dépression*, pendant laquelle l'individu s'affale et tombe dans l'hébêtement et l'abrutissement : son corps se refroidit et un sommeil profond s'empare de lui. Si dégradante que soit l'ivresse au point de vue moral, elle peut, si elle reste un fait isolé, ne pas avoir de conséquence au point de vue physiologique.

Au contraire, l'ivresse répétée cause une intoxication chronique qui affaiblit les forces physiques et les facultés intellectuelles et conduit sûrement à l'*alcoolisme* avec tous ses maux. Mais on peut aussi, par l'usage habituel de l'alcool, devenir alcoolique sans jamais avoir été ivre. Celui qui consomme régulièrement des boissons alcooliques peut n'avoir jamais perdu la raison et avoir toujours eu une tenue correcte, il deviendra quand même alcoolique et présentera peu à peu toutes les tares de ce terrible mal.

Le buveur d'autrefois usait seulement du vin ; aussi son ivresse n'était-elle souvent que passagère et gaie. Le buveur d'aujourd'hui, au contraire, est triste et méchant : c'est qu'il a remplacé le vin par l'alcool, qui détruit les intelligences les plus robustes et abaisse l'homme au niveau de la brute ; c'est que si l'alcool s'attaque aux organes de la nutrition, il frappe encore plus le cerveau, bouleverse et ruine l'intelligence, cause l'oubli de tous les devoirs et pousse jusqu'au crime et à la folie.

Les effets désastreux de ce fléau moderne se font sentir non seulement sur l'individu, mais aussi sur la famille et sur la société.

**Dangers de l'alcoolisme pour l'individu.** — Aucun organe n'échappe à l'œuvre de destruction de l'alcoolisme, mais c'est surtout sur l'estomac, le foie, le cœur et les vaisseaux, et le cerveau qu'elle porte. Chez les buveurs de vin ce sont les troubles digestifs qui prédominent; tandis que chez les buveurs d'alcool et d'absinthe, ce sont les troubles nerveux qui d'emblée sont les plus accentués.

Nous allons donc étudier successivement l'influence de l'alcool sur la digestion, sur la circulation et sur le cerveau.

**L'alcoolisme et la digestion.** — Et d'abord l'alcool est-il un aliment? C'est une question qui a été passionnément discutée. Or, il résulte des expériences faites par plusieurs physiologistes qu'une partie de l'alcool est brûlée dans le corps et que des quantités équivalentes d'alcool et d'aliments (graisse, sucre, etc.) produisent la même énergie. Mais il faut bien savoir que ces expériences ont été faites sur de faibles quantités d'alcool : 65 à 85 grammes par jour pour un homme, ce qui équivaut à une bouteille de vin. Si cette dose est dépassée, l'excès d'alcool n'est pas brûlé, il se fixe sur les organes et les altère comme nous allons le dire. Il faut aussi remarquer que cette quantité d'alcool ne doit pas être prise sous forme d'eau-de-vie par exemple, ce qui serait certainement pernicieux, mais bien à l'état de boisson fermentée autant que possible étendue d'eau.

Chez les buveurs de vin, la langue est rouge et fendillée; la muqueuse de l'estomac durcit et ne sécrète plus suffisamment de suc gastrique, de sorte que les digestions sont lentes et pénibles; l'estomac peut même s'*ulcérer*, c'est-à-dire présenter des plaies qui causeront des vomissements de sang et de vives douleurs; l'intestin présente également des lésions qui se manifestent par de la diarrhée ou de la constipation; enfin, le foie devient dur, douloureux et subit une altération profonde connue en médecine sous le nom de *cirrhose*. Pour toutes ces raisons, la nutrition se fait mal, et l'alcoolique devient maigre ou obèse.

Les troubles causés par les boissons distillées et particulièrement par l'absinthe, sont encore plus graves, surtout si l'alcool est pris à jeun. Aussi le petit verre du matin que beaucoup d'ouvriers prennent « pour tuer le ver » est-il des plus nuisibles. L'appétit disparaît ; l'amaigrissement se produit, et la faiblesse est telle que l'alcoolique devient la proie des maladies contagieuses. Toujours il est frappé le premier dans les épidémies. Il est surtout très exposé à la tuberculose : sur 100 phtisiques on en compte 90 qui, avant l'invasion de la maladie, étaient alcooliques.

**L'alcoolisme et la circulation.**— Par l'abus de l'alcool. les artères durcissent et perdent leur élasticité ; c'est un fait qui ne se produit chez les personnes sobres que dans la vieillesse. On dit volontiers, en médecine, que *l'homme a l'âge de ses artères*, ce qui revient à dire que l'alcoolique, même adolescent, a des artères de vieillard et qu'il est en quelque sorte un jeune vieillard.

Les artères ayant perdu leur élasticité, forcent le cœur à travailler davantage ; aussi devient-il plus gros, il s'hypertrophie, ses battements deviennent plus violents, plus rapides, et souvent douloureux, produisant ce qu'on appelle des palpitations. Chez les vieillards et chez les alcooliques, le choc produit par l'ondée sanguine arrivant dans les artères rigides se propage jusqu'à l'extrémité des vaisseaux : de là les battements ressentis dans les organes, dans le cerveau en particulier, comme des coups de bélier.

Le cœur de l'alcoolique devient graisseux, s'amincit par place et donne de petites poches ou anévrismes, qui en se rompant entraînent la mort subite.

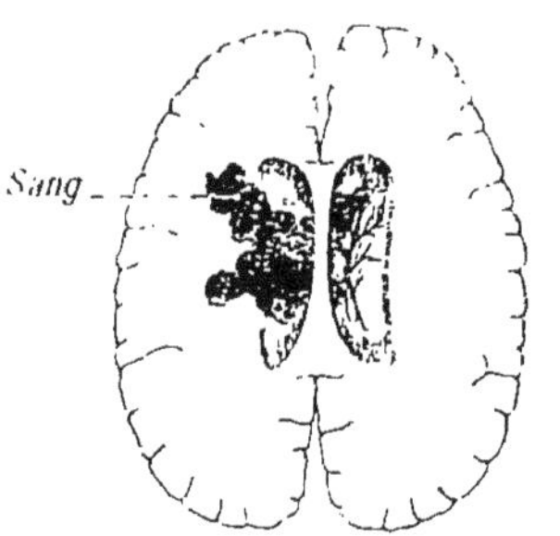

Fig. 10. — Hémorragie à l'intérieur du cerveau

En certains points des artères où le tissu est altéré il se produit aussi des anévrismes qui peuvent se déchirer et donner lieu à des hémorragies mortelles, quand elles ont lieu dans le cerveau (*fig.* 10) : c'est ce qu'on appelle l'*apoplexie.*

L'alcool ingéré passe du tube digestif dans le sang et par suite dans les divers organes. On le retrouve dans les produits de sécrétion. Ainsi des expériences faites sur des animaux ont montré que l'alcool donné à une mère qui allaite ses petits se retrouve en partie dans le lait. D'où la nécessité pour une nourrice de s'abstenir de boissons alcooliques, sous peine de voir l'enfant donner, par un sommeil agité et une mauvaise nutrition, les premiers signes de l'alcoolisme.

**L'alcoolisme et le cerveau.** — Le cerveau est l'organe le plus sensible à l'action de l'alcool. Aussi l'alcoolique présente-t-il rapidement des troubles nerveux : un tremblement des mains bien caractéristique ; un affaiblissement de la mémoire ; des colères non motivées ; des rêves terrifiants et des cauchemars dans lesquels le malade voit toutes sortes de bêtes ; puis enfin du délire ou de la manie. Enfin, l'alcoolique est sujet au *delirium tremens*, sorte d'attaque épileptique qui tord le corps dans de hideuses convulsions ; et c'est souvent par la paralysie générale, qui se manifeste extérieurement par la folie ou le gâtisme, que se termine cé triste tableau de l'intoxication alcoolique.

Il faut donc s'abstenir d'alcool si l'on veut conserver toute sa vigueur intellectuelle.

Enfin, non seulement l'alcoolisme détermine des maladies particulières, mais il aggrave les accidents auxquels l'individu est exposé et, en déprimant l'organisme, il le rend plus apte à contracter les maladies. Nous avons dit plus haut que la tuberculose trouvait chez l'alcoolique un terrain des plus favorables. C'est ainsi qu'à Rouen et au Havre, où la consommation d'alcool s'élève à 14 litres par an et par habitant, il y a 402 et 522 décès phtisiques par 100 000 habitants, tandis qu'à Toulouse, où la consommation n'est que de 2 litres, il n'y a que 290 décès phtisiques.

D'autre part, une fièvre typhoïde, une pneumonie, un érysipèle qui seraient bénins chez un homme sobre, tuent souvent l'alcoolique. De même, les plaies se guérissent difficilement et les opérations chirurgicales sont toujours graves chez un alcoolique.

**Dangers de l'alcoolisme pour la famille.** — Les effets désastreux de l'alcoolisme se prolongent au delà de l'individu : ils s'étendent à la famille et à la race, qu'ils frappent de dégénérescence. L'alcoolique ne fait donc pas de tort qu'à lui-même, puisque ses enfants expient le vice de leur père. Pour s'en convaincre, il suffit de suivre pendant deux ou trois générations une famille d'alcooliques. A la première génération, la taille diminue, le désir de boire augmente, les forces physiques et intellectuelles s'affaiblissent, les maladies nerveuses apparaissent. A la seconde, les enfants naissent débiles et sont imbéciles ou idiots : atteints d'épilepsie, ils finissent souvent par le crime, le suicide ou la folie. Quant à la troisième génération, elle disparaît sans laisser d'enfants.

Ainsi l'observation a montré que sur 761 enfants d'alcooliques, 322 étaient des dégénérés, 131 des épileptiques et 155 des aliénés. Les autres, c'est-à-dire environ le cinquième, avaient vécu en bonne santé, au moins au point de vue physique, car chez eux les tares intellectuelles ne devaient pas être rares.

Il est de toute nécessité de veiller attentivement sur les enfants d'alcooliques si l'on veut atténuer chez eux les tendances morbides héréditaires. Une hygiène sévère est nécessaire pour lutter contre cette dégénérescence infantile.

**Dangers de l'alcoolisme pour la société.** — Dans un pays où l'alcoolisme se développe *la natalité diminue, la mortalité augmente*, et *les crimes et les suicides deviennent plus nombreux*.

Au point de vue de la criminalité, en particulier, on a fait la constatation suivante : sur les détenus pour assassinat on trouve 53 pour 100 d'alcooliques, 37 pour 100 sur les détenus pour incendie, 70 pour 100 sur les condamnés pour mendicité et 90 pour 100 sur les condamnés pour coups et blessures.

Il en résulte des charges énormes pour le budget de l'État, car il faut entretenir un nombre de plus en plus considérable de malades et de dégénérés dans les hôpitaux, dans les hospices, dans les asiles d'aliénés et dans les prisons.

Enfin, rappelons que certaines peuplades primitives sont décimées par les alcools d'importation européenne. Ce qui se conçoit facilement, car les trafiquants vendent aux nègres des alcools à bas prix, mal rectifiés, par conséquent très toxiques ; et d'autre part les effets de l'alcool sont encore plus terribles sous les climats tropicaux que dans nos pays tempérés.

**La consommation de l'alcool.** — La consommation de l'alcool dans les divers pays peut nous renseigner sur le degré d'alcoolisme qui y est répandu. Les chiffres suivants permettent de faire cette triste constatation qu'en France l'alcoolisme reste à peu près stationnaire alors qu'il diminue dans les autres pays.

| | | | |
|---|---|---|---|
| En 1830, un Français buvait en moyenne | | 1 | d'alcool absolu par an. |
| 1840, | — | 1,5 | |
| 1860, | — | 2,4 | |
| 1880, | — | 3,8 | |
| 1890, | — | 4,4 | |
| 1900, | — | 5 | |
| 1903, | — | 3,8 | |

Si l'on fait le classement des nations européennes en prenant pour base l'alcool qu'elles consomment, aussi bien en

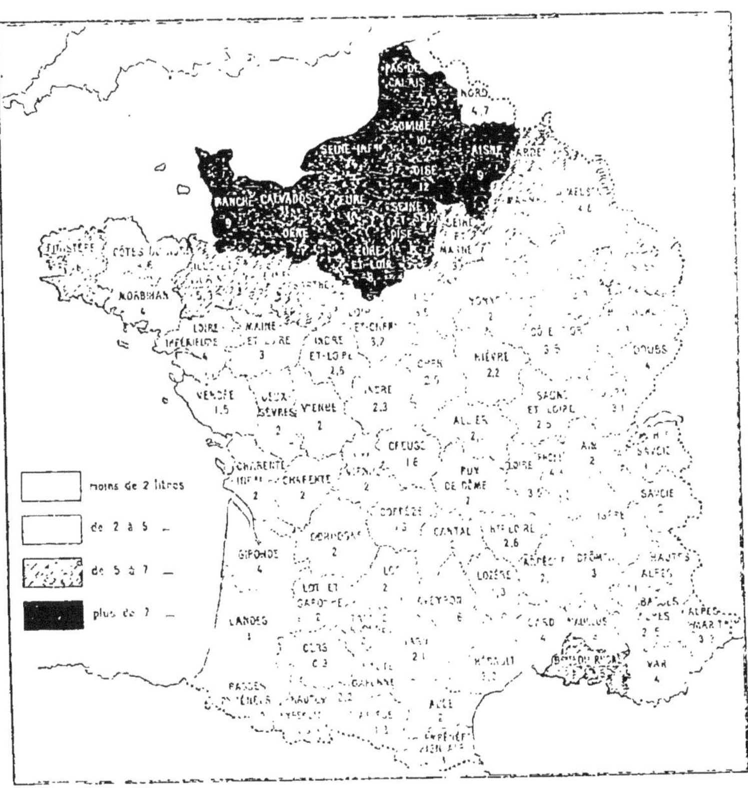


Fig. 11. — Carte de la consommation des boissons distillées en France.

boissons fermentées qu'en boissons distillées, la France, à cause de la grande quantité de vin qu'on y boit, occupe le premier rang, avec plus de 6l,5 d'alcool à 100° par habitant.

Mais si l'on tient compte seulement des boissons distillées (eaux-de-vie et liqueurs), la France n'occupe plus que le 5e rang, après le Danemark, qui vient en tête, puis la Belgique, la Hollande et l'Allemagne.

La consommation des boissons distillées varie beaucoup avec les régions : c'est dans la Seine-Inférieure, l'Oise et le Calvados qu'elle est le plus accusée, et c'est dans les pays vignobles qu'elle est la plus faible (*fig.* 11). Si l'on envisage seulement les villes, c'est le Havre qui tient le premier rang, avec 17l,4 d'alcool absolu par habitant, puis Cherbourg avec 16l,4, Rouen avec 16l,2, et Caen avec 14l,2. Paris n'occupe que le 18e rang avec 6l,1.

Il faut remarquer que ces chiffres ne sont qu'approximatifs, car pour être plus près de la réalité, il faudrait ajouter l'alcool qui échappe à l'estimation officielle et qui est utilisé directement par les *bouilleurs de cru*, c'est-à-dire par les propriétaires qui convertissent en eau-de-vie le produit, le cru, de leurs vignobles ou de leurs arbres fruitiers. Leur nombre est passé en vingt ans de 150,000 à 900,000.

Jusqu'à ces dernières années l'alcoolisme semblait se localiser dans les pays industriels et maritimes, mais avec les bouilleurs de cru et grâce aux distillateurs ambulants qui sillonnent nos campagnes, distillant les fruits et les marcs de raisins, les paysans peuvent s'empoisonner en famille. Aussi la population des campagnes, qui constituait comme une réserve d'énergie pour notre pays, va-t-elle être touchée à son tour par le poison.

**La lutte contre l'alcoolisme.** — L'alcoolisme étant un péril social, la lutte contre ce fléau est devenue un devoir. Non seulement, en effet, il empoisonne notre société actuelle, mais il compromet l'avenir de la société de demain. N'oublions pas que « l'avenir est aux peuples sobres ».

En Suède et en Norvège on a courageusement entrepris la lutte contre ce mal, et le succès a été frappant. Les distilleries particulières ont été partout supprimées. De grandes compagnies ont seules été autorisées à distiller, mais sous un contrôle sévère, et elles n'ont aucun intérêt à favoriser la consommation de l'alcool, car tout bénéfice dépassant 5 pour 100 d'intérêt est employé par l'État à des œuvres de moralisation ou d'utilité publique. Aussi en Norvège on ne compte plus que 21 distilleries avec un cabaret environ pour 8 000 habitants. La consommation, de 4[l] par habitant en 1876, a passé à 2[l] en 1892. En Suède, elle a passé de 8[l] en 1874 à 4[l] en 1898. Certes, c'est encore beaucoup, mais le progrès obtenu est considérable.

Deux moyens existent pour combattre l'alcoolisme : *l'intervention des pouvoirs publics et l'initiative des particuliers.*

1° **Intervention des pouvoirs publics.** — Il ne faut pas, comme d'habitude, se faire illusion sur elle ; mais il ne faut pas non plus la négliger. Elle peut agir par plusieurs procédés, dont les principaux sont :

Le *monopole de l'alcool*, c'est-à-dire l'alcool rectifié par l'Etat et vendu uniquement par lui aussi pur que possible ; mais l'alcool a beau être pur, il est quand même dangereux, et puis cette sorte de garantie de l'Etat ne serait-elle pas un encouragement à la consommation ?

*L'augmentation des droits sur l'alcool* (ils comprennent aujourd'hui un droit de consommation de 220 fr. par hectolitre d'alcool pur, èt, en outre, des droits d'entrée et d'octroi variables suivant les localités : à Paris, 415 fr. au total) ;

La *loi sur l'ivresse*, qu'il suffirait d'appliquer (elle a été faite en 1873), surtout en ce qui concerne les enfants, pour en tirer un effet utile ;

La *diminution du nombre des cabarets* serait surtout efficace. Le nombre des cabarets a, en effet, suivi une progression croissante : en 1830, il était de 280 000 ; en 1860, de 350 000 ; en 1890, de 415 000 et actuellement il dépasse 500 000, ce qui fait un débit par 80 habitants (moins cependant qu'en Belgique où l'on en compte un par 39 habitants).

2° **Initiative des particuliers.** — C'est à tous ceux qui ont eu le bonheur de recevoir de l'instruction qu'il appartient de faire connaître les dangers de ce vice dégradant qu'est l'alcoolisme et de servir eux-mêmes d'exemples en pratiquant la tempérance. Aussi bien, l'on ne saurait trop louer les sociétés scolaires de tempérance, qui combattent l'alcoolisme avec efficacité parce qu'elles disposent des moyens puissants de l'association : l'exemple, l'émulation et le respect de l'engagement tenu.

Sous aucun prétexte nous ne devons donner d'alcool aux enfants. N'imitons pas ces parents qui, pour récompenser les enfants bien sages, leur présentent un morceau de sucre imbibé d'alcool, alors qu'ils réservent l'eau pour la punition.

Il faut lutter contre cette idée que les boissons alcooliques sont indispensables à l'existence de l'homme. Tout est prétexte à boire. « Pas de réunion de famille sans libations copieuses ; pas d'affaires qui puissent se traiter autrement qu'au café. On boit dans les circonstances les plus opposées sans autre souci de la logique: l'hiver pour se réchauffer et l'été pour se rafraîchir ; on boit quand on est triste et tout autant quand on est gai ; on boit quand on est riche pour dépenser son argent et quand on est pauvre pour oublier sa misère. » (Legris.)

Les médecins ont un rôle important à jouer dans la lutte contre le fléau, non seulement en traitant les alcooliques et en les guérissant, ce qui n'est pas impossible, mais surtout en détournant de l'alcoolisme ceux qui en sont encore indemnes. Ils doivent montrer au peuple qu'il se trompe en cherchant dans l'alcool une force factice. Aussi sont-ils bien dans leur rôle quand ils rédigent des notions fondamentales comme celles que nous transcrivons ici et qui sont affichées dans tous les établissements de l'Assistance publique de Paris depuis 1902 :

## *L'alcoolisme, ses dangers.*

L'alcoolisme est l'empoisonnement chronique qui résulte de l'usage habituel de l'alcool, alors même que celui-ci ne produirait pas l'ivresse.

C'est une erreur de dire que l'alcool est nécessaire aux ouvriers qui se livrent à des travaux fatigants, qu'il donne du cœur à l'ouvrage ou qu'il répare les forces ; l'excitation artificielle qu'il procure fait bien vite place à la dépression nerveuse et à la faiblesse; en réalité, l'alcool n'est utile à personne, il est nuisible pour tout le monde.

L'habitude de boire des eaux-de-vie conduit rapidement à l'alcoolisme, mais les boissons dites hygiéniques contiennent aussi de l'alcool ; il n'y a qu'une différence de doses : l'homme qui boit chaque jour une quantité immodérée de vin, de cidre ou de bière, devient aussi sûrement alcoolique que celui qui boit de l'eau-de-vie.

Les boissons dites apéritives (absinthe, vermouth, amers), les liqueurs aromatiques (vulnéraire, eau de mélisse ou de menthe, etc.) sont les plus pernicieuses parce qu'elles contiennent, outre l'alcool, des essences qui sont, elles aussi, des poisons violents.

L'habitude de boire entraîne la désaffection de la famille, l'oubli de tous les devoirs sociaux, le dégoût du travail, la misère, le vol et le crime. Elle mène, pour le moins, à l'hôpital, car l'alcoolisme engendre les maladies les plus variées et les plus meurtrières : la paralysie, la folie, les affections de l'estomac et du foie, l'hydropisie ; il est une des causes les plus fréquentes de la tuberculose. — Enfin, il complique et aggrave toutes les maladies aiguës : une fièvre typhoïde, une pneumonie, un érysipèle, qui seraient bénins chez un homme sobre, tuent rapidement le buveur alcoolique.

Les fautes d'hygiène des parents retombent sur leurs enfants ; s'ils dépassent les premiers mois, ils sont menacés d'idiotie ou d'épilepsie, ou bien encore, ils sont emportés un peu plus tard par la méningite tuberculeuse ou par la phtisie.

Pour la santé de l'individu, pour l'existence de la famille, pour l'avenir du pays, l'alcoolisme est un des plus terribles fléaux.

## RÉSUMÉ

Les boissons peuvent être rangées en quatre groupes : les *boissons aromatiques*, *fermentées*, *distillées* et les *liqueurs*.

1° **Boissons aromatiques.** — Ce sont des infusions de feuilles ou de graines. Les plus usitées sont : le *café*, le *thé*, le *cacao*, le *maté*. Ce sont des aliments *nervins*, c'est-à-dire qu'ils agissent sur le système nerveux en réveillant la vigueur physique et en facilitant le travail intellectuel. Elles contiennent un alcaloïde, la *caféine*. Leur abus est dangereux.

Le *café* sert aussi à combattre les excès alcooliques, et les effets de la nicotine chez ceux qui abusent du tabac.

Le *thé* calme bien la soif, mais pris en excès, il fait maigrir.

2° **Boissons fermentées.** — Elles proviennent de la *fermentation alcoolique* des jus sucrés sous l'influence des levures. Les plus importantes sont le *vin*, le *cidre* et la *bière*.

Le *vin* par sa composition (alcool, tanin, sels, glycérine, éthers, etc.) est un excitant et un véritable aliment, à la condition qu'il soit bon et pris à dose modérée. Son degré alcoolique moyen est 10. Il est souvent falsifié par le *mouillage* qui entraîne le *vinage*, par le *sucrage*, le *plâtrage*, les *colorants* et les *essences* destinées à lui donner un bouquet artificiel. Il est sujet à des maladies qui altèrent sa composition. Falsifié ou pris en trop grande quantité, il devient un danger pour l'organisme.

Le *cidre* est une boisson saine ; les sels de potasse qu'il contient lui donnent des propriétés diurétiques; son degré alcoolique est 5.

La *bière* est une boisson plus nutritive que les précédentes. Son degré alcoolique moyen est 5. Elle est souvent falsifiée par l'usage de glucoses impurs qui remplaçent le moût d'orge, et par des substances amères qui remplacent le houblon.

3° **Boissons distillées.** — Elles sont obtenues par la distillation des boissons fermentées. Elles comprennent les *eaux-de-vie naturelles*, les *alcools d'industrie* et les *eaux-de-vie artificielles*.

Ces boissons sont dangereuses à cause des impuretés qu'elles contiennent, en particulier, les *alcools propylique, butylique, amylique*, et le *furfurol*, et surtout à cause des *essences* avec lesquelles on les aromatise.

4° **Boissons à essences ou liqueurs.** — Elles sont fabriquées avec des alcools d'industrie auxquels on ajoute des essences aromatiques toujours toxiques. Elles comprennent les liqueurs dites *apéritives*, dont la plus dangereuse est l'absinthe, et les liqueurs dites *digestives*.

**L'alcoolisme.** — L'abus des boissons alcooliques cause l'*ivresse* s'il est passager, et l'*alcoolisme* s'il est continu. L'alcoolisme affaiblit les forces physiques, trouble les facultés intellectuelles, et engendre les maladies les plus variées.

L'alcool atteint surtout l'estomac, le foie (cirrhose), le cœur et les vaisseaux, le cerveau. Il déprime l'organisme et le rend plus apte à contracter les maladies.

L'alcool poursuit ses effets désastreux au delà de l'individu alcoolique, car il frappe la famille et la race de dégénérescence (épilepsie, folie).

Dans un pays où l'alcoolisme se développe, la natalité diminue, la mortalité augmente, les crimes et les suicides deviennent plus nombreux.

En France, l'alcoolisme semble rester stationnaire, alors qu'il diminue dans les autres pays.

L'alcoolisme est un péril social contre lequel il est du devoir de tous de réagir. Dans la lutte contre ce fléau il faut s'appuyer sur les *pouvoirs publics*, mais c'est surtout sur l'*initiative des particuliers* qu'il faut compter.

# CHAPITRE IV

# LES ALIMENTS

Dans le cours de physiologie nous avons indiqué les qualités que devait présenter un aliment pour être utile à l'organisme ; nous avons montré ce que devait être la ration alimentaire. Il nous reste à parler des aliments au point de vue hygiénique, c'est-à-dire de leur composition chimique, des falsifications qu'ils peuvent subir et des dangers qu'ils peuvent présenter.

Nous nous occuperons enfin de l'*éducation de l'appareil digestif*, des *intoxications alimentaires* et des *parasites* contenus dans les aliments.

Les aliments usuels seront classés selon leur origine : *végétale* ou *animale*.

## § 1. — Aliments d'origine végétale.

Les aliments d'origine végétale sont nombreux. Nous citerons seulement les plus usuels : le *pain*, les *légumes*, les *fruits*, les *champignons*, les *condiments* ou *épices*.

**Le pain.** — Le *pain*, qui est la base alimentaire des pays civilisés, est fabriqué avec le Blé. En France surtout, et en particulier dans les campagnes, la consommation du pain est considérable.

Le grain de Blé est formé de deux parties : l'*embryon*, qui est de nature albuminoïde, et l'*albumen*, qui est une réserve nutritive renfermant surtout de l'amidon. En écrasant le grain de Blé, on obtient de la *farine* avec l'albumen et l'embryon, et du *son* avec les débris de l'enveloppe du grain. On sépare la farine du son à l'aide de tamis spéciaux appelés *blutoirs*.

Les blés à grains *tendres* sont les plus cultivés en France et les plus estimés pour la préparation des farines ; au contraire, d'autres blés, cultivés dans les pays chauds, ont des grains *durs*, riches en gluten et particulièrement recherchés pour fabriquer le vermicelle, le macaroni et autres pâtes alimentaires.

**Panification.** — Pour fabriquer le pain, on pétrit la farine avec de l'eau, du sel et un peu de *levain*. Le levain est de la pâte préparée antérieurement et dans laquelle un Champignon, la Levure, a produit une fermentation qui donne au levain une saveur aigre. Par l'action de cette Levure une partie de l'amidon de la farine subit la fermentation alcoolique et donne des traces d'alcool et du gaz carbonique. Ce gaz carbonique se dégage sous forme de bulles qui restent emprisonnées dans la pâte, la distendent, et, comme on dit, la font *lever*. Puis sous l'influence de la chaleur, de la cuisson, ces bulles se dilatent, forment les *yeux* du pain qui devient ainsi plus poreux, et par suite plus digestif.

**Cuisson.** — La pâte subit ensuite la cuisson dans un four dont la température est de 250°, mais au centre du pain dans la mie, la température est à peine de 70°. La croûte, ayant été portée à une température plus élevée, contient moins d'eau que la mie ; elle renferme aussi plus de matières azotées : elle est donc plus nutritive. La cuisson a eu aussi pour effet de *stériliser* le pain, c'est-à-dire de détruire les Levures et les microbes contenus dans la farine et dans l'eau.

**Bon et mauvais pain.** — Un pain de bonne qualité ne doit pas contenir plus de 35 pour 100 d'eau. Insuffisamment cuit, il en renferme davantage : il est alors mauvais, car il est moins digestif, parce qu'étant pâteux il se laisse difficilement pénétrer par les sucs digestifs, et moins nutritif, parce qu'il contient trop d'eau. Il peut alors causer de véritables indigestions, surtout quand il est chaud. On le reconnaît facilement, car sa mie pâteuse colle aux doigts quand on l'écrase entre le pouce et l'index. Le bon pain est léger ; sa mie est élastique, elle ne colle pas aux doigts, et légèrement comprimée elle reprend lentement son volume ; sa croûte est dorée, épaisse, cassante et bien adhérente à la mie ; il ne contient pas de grumeaux blanchâtres et dans la soupe il absorbe le bouillon sans se délayer.

**Pain complet.** — On a beaucoup discuté dans ces dernières années sur le *pain complet*, c'est-à-dire contenant une partie du son. Ses défenseurs disent qu'en enlevant totalement le son on prive le pain d'une notable quantité de phosphates et d'azote. En réalité la différence entre le pain blanc et le pain complet est bien faible. Et d'autre part il faut tenir compte de ce fait que le pain blanc est mieux digéré, mieux assimilé, et que par suite le gain en azote est supérieur avec le pain blanc qu'avec le pain complet.

**Falsifications.** — La farine du blé est souvent falsifiée à l'aide de matières non nuisibles, comme de la farine de seigle, ou même des fécules bon marché.

Des empoisonnements dus au plomb ont été parfois constatés. Ils étaient dus à ce que les boulangers chauffaient leur four avec des bois de démolition peints à la céruse. L'usage de ces bois doit donc être défendu.

En résumé, le pain est un aliment complet, et l'on peut vivre uniquement de pain alors qu'on ne saurait vivre exclusivement de viande. Il manque cependant un peu de matières azotées, qu'on peut donner avec une minime portion de viande.

Au contraire, le Riz, par exemple, très riche en matières féculentes, mais pauvre en matières albuminoïdes, doit être associé à des aliments riches en substances albuminoïdes. C'est ainsi que les Chinois et les Japonais utilisent le Riz et le poisson.

**Légumes.** — Les légumes contiennent, en général, peu de matières albuminoïdes, mais ils sont assez riches en sels calcaires, ce qui compense le déficit qu'une alimentation trop carnivore pourrait produire.

Ils sont consommés sous forme de *racines*, de *tiges*, de *feuilles* et de *graines*.

**Racines.** — Elles sont peu employées dans l'alimentation. Citons pourtant la Carotte, le Navet, le Salsifis, le Radis, et surtout le Manioc, qui fournit un aliment précieux dans les pays tropicaux et qui sert à fabriquer le tapioca.

**Tiges.** — Beaucoup de celles qui sont consommées sont renflées sous forme de tubercules. Les plus importantes sont : la Pomme de terre, le Topinambour, le Crosne, la Patate.

La *Pomme de terre* contient peu de matières azotées, mais elle est riche en fécule et constitue un aliment très sain, à condition qu'elle soit complétée par des substances albuminoïdes telles que du lait, de la viande. Elle renferme environ : 75 pour 100 d'eau, 20 pour 100 de fécule et 2 pour 100 de matières azotées.

Les pommes de terre germées sont parfois la cause d'empoisonnement, car il se développe à ce moment des alcaloïdes dont l'action peut être toxique.

**Feuilles.** — Elles sont peu nutritives, car elles contiennent beaucoup d'eau et la cellulose qu'elles renferment n'est presque pas attaquée par les sucs digestifs. Les plus communément utilisées sont celles du Chou, de l'Oseille, de l'Épinard, des Salades, du Cresson, de l'Artichaut.

**Graines.** — Les graines de Haricot, de Pois, de Lentille et de Fève, sont riches en matières albuminoïdes ; elles en contiennent souvent plus que la viande. Ce sont donc d'excellents aliments qui permettent aux habitants des campagnes qui en font une grande consommation, de ne recourir que rarement à la viande.

Pour faciliter la digestion de ces graines il est bon d'enlever leur enveloppe qui est indigeste ; c'est pourquoi on les mange en purée ou décortiquées.

**Les fruits.** — Les fruits ne sont nutritifs que par le sucre qu'ils contiennent et qui est entièrement assimilé par l'organisme. Aussi, en flattant le goût par leur saveur, ils jouent plutôt le rôle de condiment. Avec le sucre, les fruits renferment ordinairement du tanin, des sels et des acides ; la présence de ces derniers explique leur action purgative.

Les fruits sont souvent consommés cuits, soit en compotes, soit en confitures. Ces dernières constituent un aliment très nutritif à cause de la quantité de sucre qu'elles renferment.

**Les Champignons.** — Les Champignons sont recherchés à cause de leur agréable saveur. Leur valeur nutritive est faible : on estime qu'il faut 9$^{kg}$ de Champignons de couche ou 15$^{kg}$ de Morilles pour valoir 1$^{kg}$ de Bœuf. De plus, ils sont peu digestifs.

Certaines espèces de Champignons sont vénéneuses, c'est-à-dire qu'elles contiennent des matières toxiques capables de causer la mort. Il importe donc de distinguer ces espèces vénéneuses des espèces comestibles, ce qui ne peut se faire que par les caractères botaniques, car *il n'existe aucun caractère d'ensemble permettant de distinguer sûrement les bons Champignons des mauvais.*

On indique pourtant certains moyens qui permettraient de faire cette distinction. Ils sont insuffisants. On dit, par exemple, qu'il faut rejeter les Champignons changeant de couleur quand on les brise et ceux dont le suc est coloré. Or, certaines espèces excellentes, comme le Lactaire délicieux, ont le suc coloré, tandis que d'autres, comme l'Amanite printanière, sont vénéneuses, bien que leur suc soit incolore.

Un autre moyen également recommandé consiste à placer une pièce d'argent au contact du Champignon : si le métal reste blanc, le Champignon est bon ; s'il noircit, le Champignon est mauvais. En réalité, ce procédé n'a aucune valeur, car si la pièce d'argent noircit c'est que le Champignon contient du soufre ; et elle pourrait rester blanche alors que le Champignon serait vénéneux.

De nombreuses expériences ont montré que pour la plupart des Champignons consommés, des lavages répétés dans l'eau bouillante et légèrement vinaigrée avec rejet de l'eau de cuisson, suffisent pour éviter des accidents.

Les accidents causés par les Champignons sont toujours redoutables, car on ne connaît aucun contrepoison des toxines qu'ils contiennent. Il faut donc, le plus vite possible, débarrasser les voies digestives du poison en provoquant les vomissements.

**Condiments. Épices.** — Les *condiments* sont des substances que l'on ajoute aux aliments dans le but d'en relever la saveur, et par suite d'exciter la sécrétion du suc gastrique et de faciliter la digestion.

Les uns sont âcres, aromatiques ou sulfurés Ce sont les épices : poivre, girofle, muscade, gingembre, cannelle, moutarde, etc. Les autres sont acides comme le vinaigre.

L'abus des condiments irrite les muqueuses du tube digestif, ce qui n'est pas sans inconvénient. On doit écarter les épices de l'alimentation des enfants. Leur usage est surtout répandu dans les pays chauds où l'atonie digestive est commune.

## § 2. — Aliments d'origine animale.

Les principaux aliments d'origine animale sont fournis à l'homme par la *boucherie*, la *chasse*, la *pêche* et la *basse-cour*.

**Viandes de boucherie.** — Ces viandes sont les plus importantes au point de vue de l'alimentation humaine. Elles contiennent de l'eau (environ 75 pour 100), des matières albuminoïdes (20 pour 100) et des sels. C'est par ces viandes que nous récupérons en grande partie les phosphates éliminés par l'urine.

Les animaux qui fournissent ces viandes sont : le *Bœuf*, le *Veau*, le *Mouton*, le *Porc* et le *Cheval*.

Le **Bœuf** de première qualité est celui qui « systématiquement engraissé dès le jeune âge, et abattu entre les 4e et 6e années, aura les rognons de graisse volumineux, une graisse de couverture bien répartie, et le grain de viande rouge vif, fin et persillé selon la race. » Pour être de bonne qualité, la viande prise chez le boucher doit être d'un rouge vif, ferme, élastique et d'une odeur douce et fraîche.

Les viandes de qualité inférieure sont décolorées ou trop foncées ; elles sont pauvres en graisse ; elles sont flasques et molles à la coupe ; enfin, elles sèchent facilement et noircissent à l'air, leur odeur est fade, ou aigre, ou légèrement aromatique (odeur de *relent*).

Les viandes provenant d'animaux *surmenés* sont mauvaises. On les reconnaît facilement par le papier bleu de tournesol, qui rougit à leur contact, car le suc de ces viandes est acide. Tout animal épuisé par le travail ou la maladie ne doit pas entrer dans l'alimentation.

Le **Veau**, surtout lorsqu'il a été nourri exclusivement avec du lait et qu'il est abattu entre 6 et 10 semaines, a une chair blanche et tendre. Si cette dernière est molle et de couleur foncée, c'est que l'animal a été mal nourri. Lorsque l'animal est trop jeune, sa chair est molle, souvent laxative et parfois même toxique.

Le **Mouton** a une chair excellente et qui ne contient pas de parasites. Elle a parfois une odeur de laine qui s'accentue par la cuisson. Les Moutons de prés-salés, élevés sur les bords de la mer, fournissent la chair la plus estimée : elle est d'un beau rouge et d'un goût exquis.

Le **Porc** a une chair excellente, mais à la condition qu'elle soit bien cuite, car elle peut contenir des parasites, ainsi que nous le verrons plus loin. Comme elle est grasse et compacte, elle est plus difficile à digérer que celle du

Bœuf ou du Mouton. Les principes qu'elle renferme sont facilement assimilés par l'organisme, d'où sa grande valeur nutritive. Pourtant les personnes prédisposées aux éruptions de la peau feront bien de s'en abstenir. La salaison du Porc rend la viande plus savoureuse et plus digestible. Aussi le jambon constitue-t-il un véritable aliment de convalescent.

Le **Cheval**, l'**Ane** et le **Mulet** fournissent aussi une viande excellente, qui n'est pas appréciée à sa valeur.

La *cuisson* de ces viandes a de l'importance, car leur valeur alimentaire varie selon qu'elles sont *bouillies* ou *rôties*.

Les *viandes bouillies* perdent environ 40 pour 100 de leur poids ; mais en réalité leur valeur alimentaire a peu diminué ; elles sont surtout moins digestibles. Le *bouillon* obtenu a une faible valeur nutritive, mais il facilite la sécrétion du suc gastrique et apporte à l'organisme une forte proportion de sels minéraux. D'ailleurs sa valeur dépend de son mode de préparation : si l'on plonge la viande dans l'eau froide et qu'on fasse bouillir celle-ci pendant 4 ou 5 heures, on obtient un bouillon riche et un bouilli sec et filandreux ; au contraire, en ne mettant la viande dans l'eau qu'au moment de l'ébullition, on lui conserve ses sucs au détriment du bouillon.

Les *viandes rôties* ne perdent par la cuisson que 25 pour 100 de leur poids ; elles conservent presque toutes leurs qualités nutritives. Toutefois, elles ne devront pas être trop saignantes, de façon que les parasites qui peuvent y être contenus soient tués par la chaleur.

**La chasse : le gibier.** — La *chasse* procure le *gibier*, aliment ordinairement très nutritif, mais d une digestion difficile. Sa rareté en fait d'ailleurs un mets de luxe.

Beaucoup de personnes ont la déplorable manie de ne manger le gibier que lorsqu'il est *faisandé*, c'est-à-dire lorsque sa chair présente une couleur verdâtre et acquiert un fumet particulier. Cette viande est dangereuse, car elle subit la putréfaction cadavérique et fabrique des matières toxiques appelées *ptomaïnes*, qui peuvent causer des empoisonnements ou tout au moins des troubles digestifs graves.

**La pêche : Poissons, Batraciens, Crustacés, Mol-**

lusques. — I. **Poissons**. — Leur viande ne diffère de la viande de boucherie que parce qu'elle contient un peu plus d'eau et un peu moins de matières azotées. Elle constitue un excellent aliment, qui, dans certains pays, forme la base de la nourriture. Malheureusement elle s'altère vite. Aussi, plus encore que la viande de boucherie, le Poisson doit-il être mangé *frais* et *bien cuit*. Sur les marchés son altération se reconnaît facilement aux signes suivants : odeur ; aspect mou et flasque ; branchies grisâtres ou vertes, tandis qu'à l'état frais elles ont une coloration rose vif ; orifice anal béant avec une saillie de l'intestin.

Au point de vue de leurs qualités alimentaires, les Poissons sont rangés en trois catégories :

1° Les Poissons à *chair blanche*, qui sont maigres, peu nutritifs et d'une digestion facile. Ils sont utiles dans l'alimentation des convalescents. Ce sont : la Sole, la Limande, le Carrelet, le Turbot, le Merlan, la Truite, la Perche ;

2° Les Poissons à *chair colorée*, grasse et plus nutritive que la précédente, mais aussi plus difficile à digérer. Ce sont : le Maquereau, le Thon, le Saumon, la Carpe, le Hareng, la Sardine, le Brochet, etc. ;

3° Les Poissons à *chair grasse* et d'une digestion difficile, comme l'Anguille, le Congre la Lamproie.

Certains Poissons sont *vénéneux*, c'est-à-dire qu'ils contiennent dans leurs tissus des poisons ou toxines. Dans ce cas, c'est souvent dans les œufs que sont localisés ces poisons.

II. **Batraciens**. — Ils ne fournissent comme espèce comestible que la Grenouille, et encore ne mange-t-on de cet animal que les pattes postérieures, dont la chair est blanche et délicate. On peut reconnaître si dans les brochettes de pattes de Grenouilles vendues sur les marchés on a introduit des pattes de Crapauds : ces dernières sont courtes, trapues, à chair grisâtre, tandis que les autres sont longues, minces et à chair blanche ou rosée.

III. **Crustacés**. — Parmi les espèces comestibles les plus communes sont : le Homard, la Langouste, la Crevette et le Crabe, qui vivent dans la mer, et l'Écrevisse, dans les eaux douces. Leur chair est très nutritive, mais d'une digestion pénible, car étant très compacte, le suc gastrique la pénètre difficilement. Elle se putréfie facilement et donne lieu à des accidents qui varient avec les dispositions individuelles. Les rhumatisants sont fort sensibles à l'action de cette viande ; dès qu'ils mangent des Crustacés, même frais, leur peau présente des taches roses semblables à celles que produisent les piqûres d'Ortie : c'est ce qu'on appelle l'*urticaire*. Pour éviter les accidents causés par la putréfaction, il est bon d'acheter les animaux vivants et de les faire cuire ensuite.

**IV. Mollusques.** — Les espèces les plus importantes sont : l'Huître, la Moule et l'Escargot.

L'*Huître* a une valeur nutritive qui, à poids égal, ne diffère pas sensiblement de celle du lait ; elle est même un peu supérieure au point de vue des matières azotées. L'installation des parcs à Huîtres doit être surveillée, car s'ils reçoivent des eaux contaminées, les Huîtres peuvent se charger de microbes et transmettre certaines maladies. C'est ainsi que certains cas de fièvre typhoïde ont pu être attribués à ces Mollusques. Mais ce sont là, il faut le reconnaître, des cas exceptionnels.

La *Moule* est un aliment moins digestif, mais plus nutritif que l'Huître. Malheureusement elle s'altère facilement et peut causer des accidents, rarement mortels, mais souvent accompagnés d'urticaire. Ces Mollusques ne sont toxiques que lorsqu'ils sont morts, ou bien lorsqu'ils ont vécu dans des eaux stagnantes et putrides. Il est donc prudent de ne pas consommer les Moules récoltées dans les eaux malpropres, et d'éliminer celles qui sont mortes et qu'on reconnaît à ce que leurs valves sont ouvertes.

L'*Escargot* est nutritif, mais il est coriace et difficile à digérer.

**La Basse-Cour : Lait, Beurre, Fromage, Volailles, Œufs, Lapins.** — Les principaux produits de la basse-cour utilisés dans l'alimentation sont : le *lait*, le *beurre*, le *fromage*, les *volailles*, les *œufs* et les *lapins*.

**Le lait.** — Le *lait* est le plus complet des aliments naturels. Il est la seule nourriture de l'enfant pendant la première année, et chez certains malades il est le seul aliment qui puisse être utilisé. Il contient, en effet : de l'*eau*, de la graisse sous forme de petits globules en suspension dans l'eau et qui se rassemble à la surface du lait au repos pour former une couche de *crème* ; une matière albuminoïde qui se coagule pour donner la *caséine*, base du fromage, et qui forme la pellicule superficielle du lait bouilli ; du sucre appelé *lactose*; et enfin des *sels* (phosphates et chlorures) en faible quantité.

Une dose de 3 litres de lait par jour contient à peu près les matières nutritives nécessaires à la ration alimentaire de l'Homme qui ne produit pas de travail. Dans la pratique on constate que l'Homme soumis au régime lacté exclusif, même s'il consomme 5 litres, est incapable de fournir un travail suivi.

La densité du lait de Vache, qui est de beaucoup le plus utilisé, est de 1,03. Un bon lait est d'un blanc mat, opaque, onctueux, colorant les parois du vase qui le renferme, d'une saveur douce et agréable ; sa réaction est alcaline ou neutre et ne doit jamais être acide.

Seule l'analyse chimique peut renseigner sur la composition exacte du lait. Cette composition varie avec l'alimentation de la Vache. Certains aliments aqueux augmentent la sécrétion du lait ; mais si le lait est abondant, en revanche, il est pauvre en matières nutritives, et le résultat est le même que si l'on avait ajouté de l'eau au lait normal.

On considère comme falsifié tout lait qui ne présente pas la composition suivante fixée par le Laboratoire municipal de Paris :

| | |
|---|---|
| Eau . . . . . . . . . . | 87 |
| Crème. . . . . . . . . | 4 |
| Caséine . . . . . . . . | 3,4 |
| Sucre de lait. . . . . . | 5 |
| Cendres . . . . . . . . | 0,6 |
| | 100 |

*Falsifications*. — Les falsifications du lait comprennent l'*écrémage* et le *mouillage*. En écrémant le lait, c'est-à-dire en enlevant la crème, on rend le lait plus dense. Aussi tout lait dont la densité est supérieure à 1,032 est considéré comme falsifié. On peut vérifier rapidement cette densité à l'aide d'appareils spéciaux appelés *lacto-densimètres*. Mais si l'écrémage augmente la densité du lait, l'eau ajoutée, c'est-à-dire le mouillage, diminue cette densité. De sorte qu'en combinant adroitement l'écrémage et le mouillage on peut obtenir un liquide de densité normale. Pourtant l'épaisseur de la couche de crème qui se forme à la surface du lait renseigne sur l'écrémage

Le lait mouillé a la propriété de *tourner*, c'est-à-dire de se coaguler quand on le chauffe pour le faire bouillir. Cette coagulation peut se produire aussi avec un lait normal sous l'influence des microbes de l'air, mais elle se fait plus vite quand le lait est mouillé. Aussi, pour éviter cet inconvénient. le falsificateur ajoute-t-il a son lait déjà écrémé et mouillé, du bicarbonate de soude qui l'empêche de tourner mais qui lui donne une saveur désagréable de lessive.

Ces falsifications qui diminuent la valeur du lait sont déjà blâmables quand il s'agit de l'alimentation des adultes, mais elles deviennent criminelles quand elles portent sur un lait destiné aux enfants, dont il forme la seule alimentation et chez lesquels il cause souvent des accidents mortels. Il est donc juste de punir cette fraude, et l'on ne doit pas oublier qu'il existe un article 423 du Code pénal punissant d'une amende et d'une peine de trois mois à un an de prison les falsificateurs.

*Microbes du lait.* — Le lait est pour les microbes un excellent milieu de culture. C'est ainsi qu'un échantillon de lait recueilli avec de grands soins de propreté contenait, une demi-heure après la traite, 18000 microbes par centimètre cube, et le lendemain 6 millions ! Il paraît donc impossible, *en pratique*, de recueillir un lait privé de germes. Il est cependant indispensable, pour que le nombre de microbes soit moins élevé, de prendre certaines précautions : le pis de la Vache doit être lavé avant la traite, les vases nettoyés à l'eau bouillante et les mains de l'opérateur bien propres. Nous indiquerons plus loin les procédés à employer pour stériliser le lait.

Sous l'influence de certaines Bactéries le lait peut se colorer en jaune, en bleu, en rouge. Ces modifications sont dues à la matière colorante que sécrètent certains microbes.

Enfin, le lait provenant d'animaux tuberculeux peut contenir les microbes de la tuberculose. Il est suspect. De même le lait de Vaches atteintes de fièvre aphteuse ou de péripneumonie renferme des microbes qui le rendent dangereux pour les enfants.

*Fermentation lactique.* — Abandonné à lui-même le lait,

sous l'influence de la *Bactérie lactique*, subit ce qu'on appelle la *fermentation lactique* : le sucre de lait se transforme en *acide lactique*, qui fait coaguler la caséine. Le lait se sépare en deux parties : le *caillot*, blanc, formé de caséine, et le *petit-lait*, liquide incolore ou jaunâtre, contenant le sucre non décomposé et les sels.

La décomposition du lait peut aller plus loin et subir la *fermentation butyrique* : la caséine se putréfie, l'acide lactique ou les corps gras donnent de l'*acide butyrique*, dont l'odeur rance est bien caractéristique.

**Le beurre.** — Le beurre est obtenu par la soudure des globules gras de la crème, ce qui se fait en plaçant cette dernière dans un récipient appelé *baratte* que l'on agite doucement. Le beurre doit être bien lavé et pétri dans l'eau pure, de façon à être débarrassé du petit-lait qui, emprisonné dans le beurre, donnerait de l'acide butyrique dont l'odeur rance est désagréable. Un beurre bien fait ne doit pas laisser suinter de petit-lait lorsqu'on le coupe.

Le beurre est un excellent aliment qui contient 90 pour 100 de graisse et une légère quantité de caséine.

Le beurre est parfois falsifié avec la *margarine*, corps gras que l'on extrait du suif de Bœuf, et qui, au point de vue hygiénique, n'est nullement dangereux.

**Le fromage.** — Le fromage est fabriqué avec la caséine du lait que l'on fait coaguler avec la *présure*, matière contenue dans la caillette ou quatrième poche de l'estomac du Veau.

On sépare le lait caillé du petit lait en le plaçant dans des formes percées de trous. On obtient ainsi le fromage blanc, aliment riche en matières azotées et qui peut être consommé tel quel.

Mais le lait caillé et égoutté sert surtout à faire des *fromages fermentés*; la fermentation est due à des microbes et à des Champignons qui se développent à la surface et dans la pâte du fromage. Sous l'influence de ces microorganismes il se forme des produits volatils qui donnent aux fromages leur saveur et leur odeur caractéristique. Les fromages peuvent être *crus*, comme le Brie, le Camembert, le Roquefort, ou *cuits*, comme le Gruyère et le Hollande.

La teinte verte du Roquefort est due au développement d'une moisissure verte, le *Penicillium*.

Les microbes et Champignons contenus dans le fromage sécrètent des diastases qui peuvent aider à la digestion. Le fromage, pris à la fin du repas, est donc un stimulant de la digestion, mais à la condition qu'il ne soit pas trop vieux, car, altéré, il contient les toxines de la putréfaction.

Le fromage est un excellent aliment. Et certains, comme le Gruyère, sont plus riches en matières albuminoïdes que la viande elle-même.

**Les volailles.** — Les volailles entrent pour une bonne part dans l'alimentation. Leurs qualités nutritives varient. Ainsi les Poulets engraissés en liberté sont les plus estimés.

Les volailles ne sont consommées que lorsqu'elles sont âgées de moins d'un an. Leur âge se reconnaît facilement : la peau des pattes devient écailleuse en vieillissant ; l'ergot, à peine apparent chez le jeune Poulet, se développe avec l'âge ; enfin, le sternum est flexible chez le jeune.

**Les œufs.** — Les œufs constituent un aliment de premier ordre : nutritif, digestif et agréable.

Voici la composition chimique de l'œuf de Poule :

| | Blanc | Jaune |
|---|---|---|
| Eau. . . . . . . . . . . . . | 85,5 | 51 |
| Matières albuminoïdes . . . . . | 12,9 | 16,1 |
| Matières grasses . . . . . . . | 0.2 | 31,4 |
| Extrait non azoté. . . . . . . | 0,8 | 0,5 |
| Sels. . . . . . . . . . . . . | 0,6 | 1 |
| | 100 | 100 |

Les matières albuminoïdes renferment du soufre qui peut donner de l'hydrogène sulfuré, facilement reconnaissable à son odeur, et noircissant les objets en argent.

L'œuf est un aliment complet, comme le lait ; mais, contenant moins d'eau, il est plus nutritif.

A travers les pores de la coquille, l'eau s'évapore et l'œuf perd plus d'un gramme de son poids par jour. L'eau est alors remplacée par l'air, de sorte que plus l'œuf vieillit et plus la chambre à air augmente de capacité. On peut reconnaître par le *mirage* un œuf sain et frais d'un œuf altéré ; pour cela on se place dans l'obscurité et l'on regarde l'œuf à travers la lumière de la lampe : s'il est transparent, rose et sans taches, c'est qu'il est frais.

D'autre part, les œufs frais sont lourds et vont au fond de

l'eau ; au contraire, les œufs altérés surnagent et donnent une sensation de ballottement quand on les agite.

**Les Lapins.** — Les Lapins fournissent une chair blanche de médiocre qualité, mais la facilité avec laquelle on les élève et par suite leur abondance font qu'ils jouent quand même un rôle important dans l'alimentation.

## § 3. — Éducation de l'appareil digestif.

Il importe, afin de faciliter la fonction digestive, non seulement de surveiller notre alimentation, mais de nous habituer, par l'*éducation*, à certaines règles d'hygiène. Nous devons nous placer dans des conditions avantageuses pour bien digérer, avoir de la régularité et de la sobriété dans nos repas et faire un choix parmi les aliments.

**Conditions nécessaires à une bonne digestion.** — Il faut d'abord s'efforcer d'être en *appétit*. Sachons pour cela que celui-ci disparaît chez les personnes ayant des préoccupations morales, ou chez celles qui abusent de l'alcool ou qui ne prennent pas assez d'exercice.

Un *exercice violent* immédiatement avant le repas est nuisible, car la salive et le suc gastrique ne sont plus sécrétés en quantité suffisante pour assurer une digestion rapide. Immédiatement après le repas, un exercice violent trouble aussi la digestion, car il a l'inconvénient d'attirer dans les membres le sang qui devait affluer vers l'estomac. Voici d'ailleurs une expérience démonstrative : on donne à deux Chiens d'égale vigueur un repas copieux ; mais tandis qu'on laisse reposer l'un, on soumet l'autre à une course rapide et prolongée ; puis deux heures après, on les sacrifie tous deux : on constate que chez le Chien inactif la digestion stomacale est à peu près achevée, tandis qu'elle est à peine commencée chez le Chien fatigué, dont les aliments sont presque intacts dans l'estomac.

Au contraire, un *exercice modéré* favorise la digestion.

Il faut aussi éviter le *refroidissement*. Quand la digestion commence, on ressent parfois un léger frisson : c'est le sang qui abandonne la peau et les organes périphériques pour se porter vers les organes de la digestion. Or si nous nous refroidissons à ce moment, le travail digestif s'arrête, l'action chimique des diastases est modifiée, et une grave indisposition peut survenir.

Un *bain* pris après le repas peut être mortel, car il peut occasionner une congestion.

Enfin, le *travail intellectuel*, aussitôt après le repas ralentit la digestion. D'autant plus que, dans ce cas, le corps est ordinairement courbé sur la table de travail et gêne l'estomac dans ses mouvements.

**Régularité des repas et des fonctions digestives.** — La vie bien réglée est une condition essentielle de la santé et de la vigueur. Nous devons donc nous habituer à régler notre faim.

Trois repas par jour suffisent. Le premier, au lever, bien que léger, est nécessaire, car l'organisme à jeun est dans un état de moindre résistance à l'invasion des germes de contagion. Le second, le plus important, a lieu vers midi. Enfin, le troisième, qui a lieu le soir, doit etre moins copieux, car une digestion laborieuse trouble notre sommeil et favorise le cauchemar.

Quant aux enfants qui dépensent beaucoup et digèrent plus vite, ils doivent manger plus souvent. Aussi pour eux le goûter est tout indiqué.

Les repas ne doivent pas être trop rapprochés, car il ne faut pas que la digestion de l'un empiète sur la digestion de l'autre.

S'il est nécessaire de prendre les aliments avec régularité, il n'est pas moins utile de veiller à ce que les résidus de la digestion soient régulièrement évacués chaque jour ; ils constituent, en effet, un foyer de putréfaction à l'intérieur de notre corps. On peut obtenir ce résultat en se présentant à la selle à la même heure, de façon à donner à l'intestin une habitude indispensable à la santé. C'est une bien mauvaise habitude qu'ont beaucoup d'enfants de remettre à plus tard l'accomplissement de cette fonction naturelle. La constipation est souvent la cause du manque d'appétit, de migraines, de névralgies, de congestions cérébrales, et aussi d'affections graves comme la *typhlite* et l'*appendicite*, qui nécessitent presque toujours une intervention chirurgicale.

**Sobriété et gourmandise.** — La sobriété est la condition essentielle de la vigueur physique et morale. Puisque nous mangeons pour vivre, nous devons manger sainement pour vivre sainement.

S'il est bon de stimuler l'appétit par des mets bien préparés, il est mauvais de s'exciter à manger outre mesure par des mets trop succulents. On doit se lever de table avec une sensation de légèreté et de vigueur, rester un peu sur sa faim, et éviter d'être alourdi par un excès de bonne chère. Sinon, on s'expose à l'obésité et à ses conséquences fâcheuses : indolence, incapacité de travail, goutte, gravelle, etc.

Il ne faut pas non plus exagérer la sobriété en imitant ces personnes qui mangent insuffisamment afin de conserver la finesse de leur taille et la pâleur de leur teint. La peur d'engraisser les fait maigrir, et lorsqu'elles veulent réparer le mal il est souvent trop tard : leur estomac est engourdi par une sorte de paresse fonctionnelle.

Il faut aussi éviter de boire trop en mangeant, car un excès de liquide nuit à l'action des sucs digestifs en les délayant trop, en même temps qu'il produit un ballonnement de l'estomac. Nous devons boire cependant, mais modérément, afin de réparer les pertes de l'organisme et aussi pour aider à l'élimination, par la sueur et l'urine, des poisons fabriqués par nos cellules.

**Choix des aliments.** — Il importe de prendre des aliments faciles à digérer et d'avoir une alimentation simple.

Il ne suffit pas, en effet, qu'un aliment soit substantiel, il faut encore qu'il soit *digestif*. Le meilleur aliment est celui qu'on digère le mieux. Pour être digestif, un aliment doit plaire au goût, car l'odeur agréable d'un mets excite la sécrétion du suc gastrique et celle de la salive, alors que la simple vue d'un aliment déplaisant peut donner la nausée. Le choix des mets et la manière de les préparer ont donc leur importance. Certains aliments réputés *lourds* peuvent être digérés facilement par un estomac qui ne pourra pas supporter d'autres aliments réputés *légers*. Ordinairement on digère facilement ce que l'on aime ou ce qui flatte le goût ; on digère mal, au contraire, un mets répugnant et qui, malgré sa composition chimique peut-être excellente, ne sera pas assimilé.

L'alimentation *simple*, c'est-à-dire l'alimentation de famille, est celle qui nous convient le mieux. Le « dîner en ville » qui ne nous ménage ni le nombre des plats, ni les mets difficiles à digérer, ni les sauces excentriques, est déplorable au point de vue hygiénique.

## § 4. — Intoxications alimentaires.

Les intoxications alimentaires, c'est-à-dire les empoisonnements causés par les aliments, sont d'*origine chimique*, comme celles qui sont produites par les falsifications, ou bien d'*origine parasitaire*, comme celles qui sont dues à la putréfaction.

**Falsifications alimentaires.** — « Un produit est falsifié lorsqu'il contient une substance étrangère à sa composition naturelle, ou quand une des substances qui entrent dans sa composition naturelle s'y trouve en quantité anormale. » Les découvertes de la chimie moderne ont contribué au développement de l'art de falsifier.

Parmi les falsifications, les unes sont *inoffensives*, les autres *nuisibles*.

A vrai dire, il n'existe pas de *falsifications inoffensives*, puisque toutes diminuent la valeur nutritive de l'aliment, mais on a coutume de considérer comme telles celles qui ne nuisent pas directement à la santé. Telle est, par exemple, la substitution de la *margarine* au beurre, ou bien encore l'usage que les pâtissiers font de la vaseline au lieu de beurre dans la confection des gâteaux. Or, si la vaseline a l'avantage sur le beurre de ne pas rancir, elle est, en revanche, indigeste et sans valeur nutritive. Un autre exemple nous est encore fourni par la *saccharine*, qu'on emploie comme succédané du sucre : son pouvoir sucrant est 300 fois plus grand que celui du sucre ordinaire, mais elle n'est pas nutritive. Aussi la loi du 30 mars 1902 prohibe-t-elle l'introduction de cette matière dans tout produit alimentaire.

Enfin, il est des *falsifications nuisibles* ; heureusement elles sont rares. Voici quelques exemples : l'emploi en confiserie de colorants dangereux qui sont de véritables poisons (arsenic, sels de cuivre, etc.) ; l'emploi de l'acide salicylique pour conserver les matières alimentaires ; le reverdissement des légumes au moyen des sels de cuivre.

**Viandes putréfiées. Botulisme.** — Les matières organiques, sous l'influence de certains microbes, subissent une sorte de décomposition à laquelle on a donné le nom de *fermentation*. Aussi les fermentations ont une grosse importance dans la question de l'alimentation. Nous parlerons seulement ici de la *fermentation putride* ou *putréfaction*, parce qu'elle produit des poisons d'une extrême violence. Ce fut Pasteur qui, en 1862, démontra que la putréfaction n'est pas due à l'air, mais bien aux germes que celui-ci renferme.

On sait aujourd'hui que tout microbe qui vit fabrique, aux dépens de la substance dans laquelle il se développe, des produits souvent toxiques appelés *ptomaïnes*. De sorte que l'absorption d'une viande putréfiée équivaut à l'absorption d'une certaine dose de ces poisons spéciaux. Les accidents qui surviennent dans ce cas sont donc bien des *intoxications*.

L'empoisonnement par les viandes putréfiées se produit même malgré la cuisson, car si celle-ci détruit les microbes, elle est sans action sur les ptomaïnes. Aussi l'effet de ces poisons suit-il de près l'ingestion des aliments avariés. De nombreux exemples montrent le danger de l'ingestion de viandes faisandées ou de conserves altérées, surtout chez les individus dont le foie ne fonctionne pas bien et chez lesquels la fonction antitoxique de cet organe est presque disparue.

Le cas d'intoxication le plus commun est celui qui est causé par la consommation de boudins et de saucisses, et qui est connu sous le nom de *botulisme*. En France, ces accidents sont rares, car la charcuterie y est ordinairement bien préparée et fraîchement faite, et nous avons peu le goût des viandes altérées. Il en est autrement en Allemagne, où le botulisme est fréquent, car la charcuterie n'y subit ordinairement qu'une cuisson légère, et de plus on fait entrer dans sa confection des matières qui se décomposent vite, telles que le lait, la graisse, la mie de pain, le sang de bœuf ou de porc. Les saucisses, en particulier, sont le plus souvent fabriquées avec des viandes qui n'ont pu être vendues fraîches.

Les accidents toxiques se produisent immédiatement après le repas. Ils sont presque toujours les mêmes : vertiges, défaillances, nausées, vomissements, coliques et diarrhée. Dans les cas graves ces accidents aboutissent à l'état cholériforme et quelquefois à la mort.

Nous devons donc écarter de notre alimentation toute substance qui n'est pas d'une rigoureuse fraicheur, et pour reconnaître celle-ci, la vue et surtout l'odorat nous suffisent.

**Conserves alimentaires.** — Conserver aux aliments leur fraicheur est une question hygiénique de première importance. Aussi, pour obtenir ce résultat, de nombreux procédés sont-ils mis en œuvre. Tous ces procédés reposent sur la *cuisson*, la *stérilisation*, le *froid* et les *antiseptiques*.

**Cuisson et stérilisation.** — Ce procédé est appliqué à la conservation des viandes, des fruits, des légumes et du lait. Inventé en France, par Appert, au début du XIXe siècle, il consiste à placer les aliments que l'on veut conserver dans des bouteilles ou des boîtes métalliques, à boucher ces vases, et à les plonger dans un bain-marie dont on fait bouillir l'eau. On a soin de laisser au couvercle un petit trou pour laisser échapper la vapeur ; puis, la cuisson terminée, on ferme ce trou par une goutte de soudure, et le contenu, mis ainsi à l'abri de l'air, doit se conserver indéfiniment.

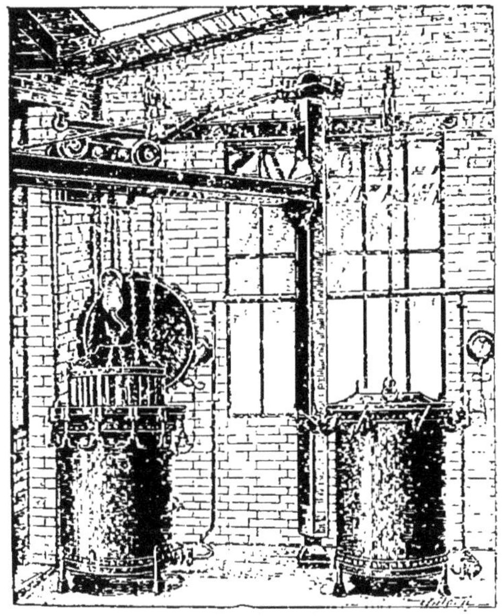

Fig. 12. — Autoclaves servant à stériliser les conserves : à gauche, l'autoclave est ouvert et le panier soulevé; à droite, l'autoclave est fermé.

Pour obtenir ce résultat, deux conditions sont nécessaires :

1° Le vase doit être absolument *étanche*, de façon que l'air ne puisse apporter les germes de la putréfaction ;

2° Le contenu doit être absolument *stérile*, c'est-à-dire privé de tous germes.

La température de 100° n'est pas suffisante pour tuer tous les germes de la putréfaction. Pour obtenir une stérilisation absolue, il faut une température de 110 à 120°. C'est pourquoi on se sert d'un appareil appelé *autoclave* (*fig.* 12), formé d'un cylindre vertical dont le couvercle est assujetti au moyen de boulons. Les boîtes à stériliser sont placées dans un panier métallique que l'on peut soulever ou abaisser à l'aide d'un palan, et qui s'emboîte dans l'autoclave. Le chauffage est obtenu par de la vapeur circulant dans un serpentin placé au fond de l'autoclave. A la sortie de l'autoclave, les boîtes sont bombées à cause de la dilatation du contenu, mais après le refroidissement le bombage disparaît, et même les fonds deviennent légèrement concaves. C'est à ce caractère que l'on reconnaît une boîte qui est *bonne* (*fig.* 13). Si, au contraire, la boîte est *mauvaise*, les fonds présentent un bombage dû aux gaz provenant de la fermentation qui s'est produite à l'intérieur.

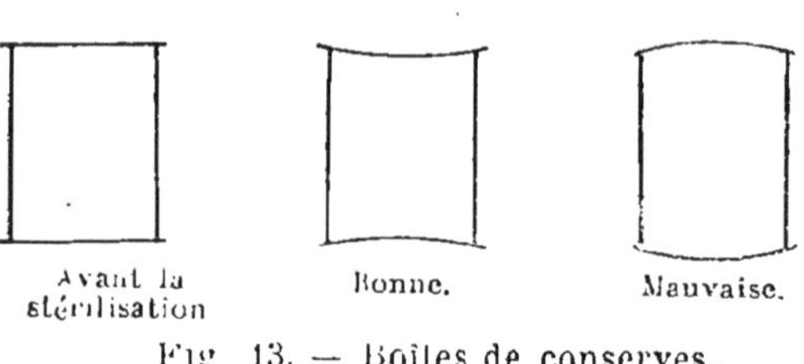

Fig 13. — Boîtes de conserves.

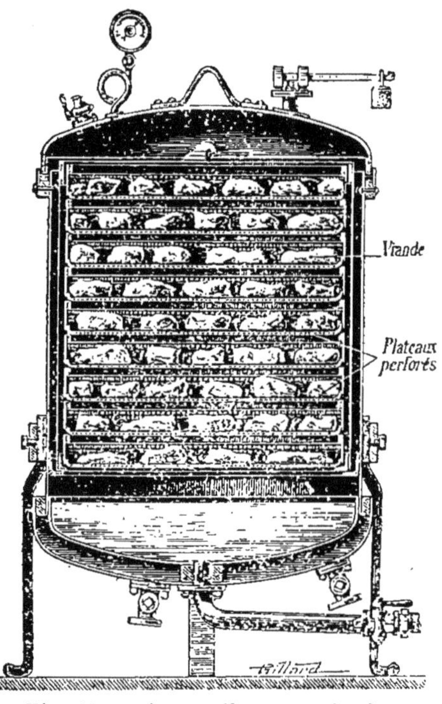

Fig. 14. — Appareil pour cuire les viandes sous pression.

D'autres signes d'altération sont : la liquéfaction de la gélatine, la saponification de la graisse, l'odeur aigre ou rance, etc.

La fabrication des conserves pour l'armée se fait de la façon suivante : on opère d'abord la cuisson de la viande en la plaçant sur les plateaux perforés d'un autoclave (*fig.* 14) et en chauffant à 115° pendant une heure au moyen de la vapeur. On retire ensuite la viande cuite et le jus qu'elle a produit ; on laisse refroidir et on concentre le jus au tiers de son volume. On remplit ensuite les boîtes, qui doivent renfermer 800 grammes de viande et 200 grammes de bouillon concentré. On stérilise enfin par le procédé ordinaire.

Une conserve bien stérilisée ne subit aucune altération avec le temps : des millions de boîtes de conserves fabriquées depuis plusieurs années sont consommées journellement sans causer d'accident : mais il est dangereux de laisser une boîte de conserves ouverte pendant quelque temps avant d'en consommer le contenu, qui s'altère vite au contact de l'air.

La conservation du lait, qui présente une grande importance, se fait par *pasteurisation* ou par *stérilisation*.

La *pasteurisation* consiste à chauffer le lait vers 70°, puis à le refroidir rapidement. Ce lait ne se conserve que pendant 48 heures, car plus tard les germes qui n'ont pas tous été tués donneraient de nouvelles colonies de microbes. Ce procédé est employé par les compagnies qui fournissent le lait à Paris et dans les grandes villes.

La *stérilisation* est obtenue en portant le lait à une température qui atteint ou dépasse 100°. Pour cela on place les flacons contenant le lait dans un bain-marie (*fig.* 15) que l'on fait bouillir ; on bouche les flacons avec un capuchon en caoutchouc blanc (*fig.* 16) ou avec un obturateur (*fig.* 17) qui est un simple disque de caoutchouc. Pendant l'ébullition la vapeur s'échappe en soulevant le caoutchouc ; pendant le refroidissement, la vapeur se condense, un vide se produit, et le disque s'enfonce sous l'influence de la pression atmosphérique, en fermant bien la bouteille. Il est nécessaire que cette stérilisation ait lieu aussitôt la traite, car si le lait a subi le contact de l'air pendant un certain temps, il a été en-

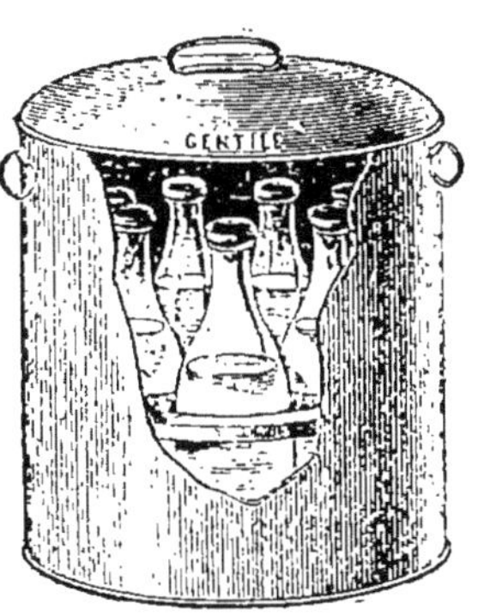

Fig. 15. — Appareil à stériliser le lait.

semencé par les microbes qui ont sécrété leurs poisons avant la stérilisation, et il peut causer des accidents, surtout chez les enfants. Dans l'industrie on stérilise le lait dans des autoclaves, en le chauffant à 110° pendant quelques minutes. Mais à cette température le lait est altéré : il jaunit, prend un

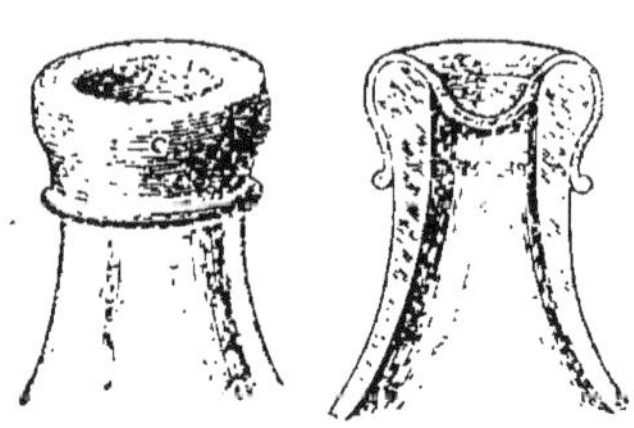

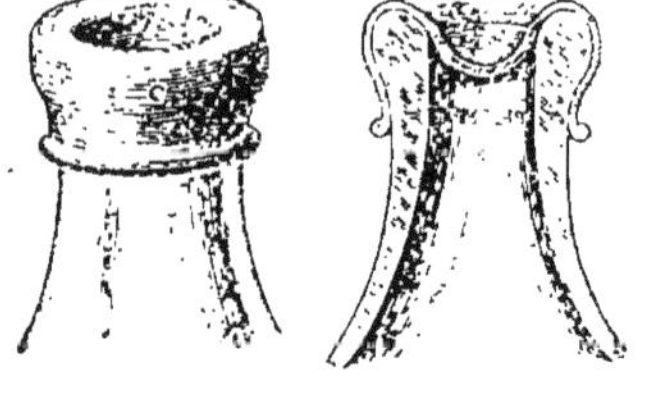

Fig. 16. — Capuchon en caoutchouc après la stérilisation.

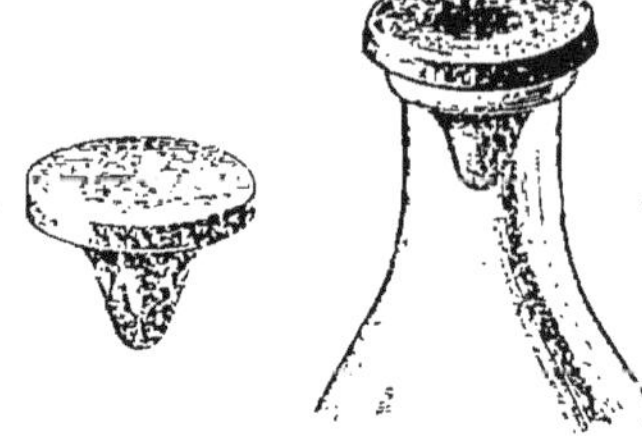

Fig. 17. — Obturateur avant et après la stérilisation.

goût de cuit et perd de sa digestibilité. On prépare aussi dans l'industrie des *laits concentrés* additionnés de sucre en se servant d'appareils à vide semblables aux cuiseurs de sucrerie.

**Le froid.** — On sait depuis longtemps que le froid ne tue pas les microbes, mais qu'il arrête leur développement. Les aliments conservés à une température inférieure à 0° conservent leur aspect de fraîcheur et leur saveur naturelle. Les Mammouths trouvés dans les blocs de glace de Sibérie prouvent que cette conservation peut être indéfinie. C'est aussi par ce procédé que les navires amènent en Europe les Moutons d'Australie ou de la Plata.

Pour obtenir de bons résultats on congèle la chair à — 15° immédiatement après l'abatage, et on la maintient à — 5° pendant la traversée et jusqu'au lieu du marché. On se sert pour cette opération de *chambres frigorifiques* (*fig.* 18) à la partie inférieure desquelles, en A, on fait arriver un courant d'air refroidi artificiellement, tandis qu'un conduit B situé en haut aspire l'air à refroidir. La viande conserve ses qualités comestibles et nutritives ; elle perd seulement une légère quantité d'eau, de sorte qu'à poids égal, elle est un peu plus riche que la viande fraîche.

Il ne faut pas oublier que le froid ne tuant pas les microbes, la chair d'un animal atteint de maladie infectieuse reste dangereuse malgré sa congélation. Il est donc utile d'examiner les viandes congelées à leur arrivée en France.

On a installé dans les sous-sols de la Bourse du Commerce de Paris d'immenses chambres frigorifiques, qui permettent aux moments de grands arrivages, de conserver pendant quelques jours des viandes, des Poissons, des fruits, etc.

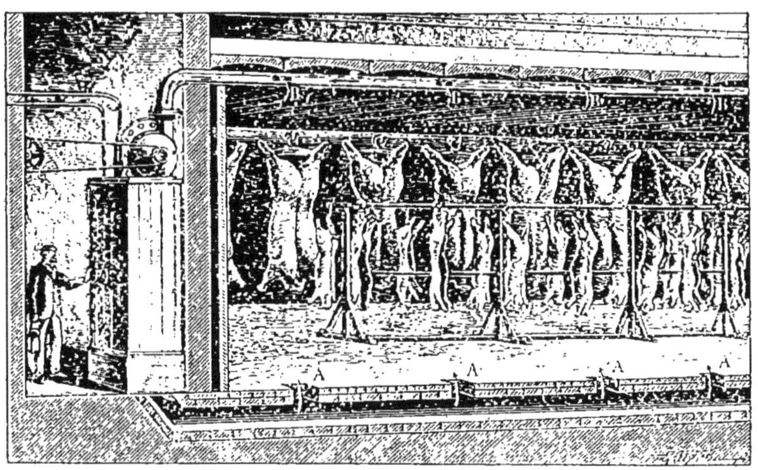


Fig. 18. — Chambre frigorifique contenant des viandes.

Certains pays, comme le Danemark, où le lait est l'élément principal de la richesse, utilisent aussi le froid pour conserver ce liquide. Le lait, recueilli avec de grandes précautions, est d'abord pasteurisé, puis refroidi à — 25° et congelé dans des moules ; il y prend la forme de tablettes qui peuvent être expédiées dans des caisses, car elles restent 24 heures sans fondre.

**Les antiseptiques.** — La nature fournit à l'homme des matières antiseptiques comme le sel, la fumée du bois et le vinaigre, qu'il peut utiliser pour empêcher la putréfaction des aliments. La chimie en procure d'autres, comme l'acide borique, le formol, l'acide salicylique, etc., qui jouent le même rôle, mais sont nuisibles à la santé, et doivent être proscrites.

Dans la *salaison*, on saupoudre de sel la viande à conserver. Celle-ci s'en imprègne peu à peu et se dessèche ; elle perd environ le tiers de son poids, et sa couleur se modifie. Avant de consommer cette viande il faut enlever le sel en excès par un lavage. La digestibilité des viandes salées est difficile; aussi leur usage prolongé cause-t-il des troubles graves. L'Amérique fournit d'énormes quantités de viandes salées, notamment de Bœuf et de Porc. Le beurre se conserve aussi par addition de sel.

Le *fumage* consiste à exposer la chair des animaux à la fumée du bois, qui contient des matières antiseptiques, en particulier de la créosote. La viande prend alors une saveur spéciale recherchée par les gourmets, en particulier dans le jambon, les saucisses et certains Poissons. Mais il est certain que le fumage ne stérilise que les parties superficielles de ces viandes et non les parties centrales, qui peuvent contenir des parasites.

Le *vinaigre* est utilisé pour conserver certains légumes comme les cornichons.

Enfin, dans les pays chauds, on emploie un procédé simple et rapide qui consiste à exposer directement au soleil brûlant la viande à conserver ; celle-ci se recouvre d'une sorte de croûte qui met l'intérieur à l'abri des germes de l'air. C'est le *boucanage*.

## § 5. — Les parasites.

Les *parasites* sont des êtres vivants qui existent dans certaines viandes et qui, en se développant dans l'organisme humain, peuvent causer des troubles graves. Ce sont tantôt des *animaux*, comme le Ténia et la Trichine, tantôt des *végétaux*, comme les germes de la tuberculose et du charbon.

**Parasites animaux.** — Les parasites animaux les plus communs dans les viandes sont : le *Ténia* et la *Trichine*. Quelques Vers, comme l'*Ascaride*, l'*Oxyure* et la *Filaire* sont parfois transmis à l'Homme par l'eau.

**Le Ténia ou Ver solitaire.** — C'est un Ver (*fig.* 19) ayant la forme d'un ruban dont la longueur peut atteindre et même dépasser 10 mètres. Il vit à l'état adulte dans l'intestin de l'Homme où il se fixe sur la muqueuse au moyen de sa tête, qui est armée d'une double couronne de crochets chitineux et de quatre ventouses. A la suite de la tête vient une longue chaîne d'anneaux, d'abord petits, puis de plus en plus grands à mesure qu'ils s'éloignent de la tête. De nouveaux anneaux se forment sans cesse entre la tête et les anneaux suivants, de sorte que la chaîne d'anneaux s'allongera rapidement si la tête n'est pas expulsée de l'intestin, ce dont il faut s'assurer lorsqu'on veut se débarrasser de ce parasite. Les derniers anneaux, bourrés d'œufs, se détachent et sont expulsés au dehors avec les excréments. Ces œufs sont très résistants et peuvent se conserver longtemps dans l'herbe, sur le fumier ou dans les flaques d'eau. Là ils pourront être avalés par un Porc, et une fois dans l'estomac de cet animal, leur enveloppe sera digérée et de chacun d'eux s'échappera un petit embryon muni de six crochets. Cet embryon va traverser les parois de l'estomac ou de l'intestin, arrivera dans le sang qui le charriera dans l'organisme. Il s'arrêtera de préférence dans les muscles, où il donnera une sorte de petit sac de la grosseur d'un pois et dans lequel va apparaître la tête du Ténia avec quelques anneaux. Cette sorte de larve est appelée *cysticerque*.

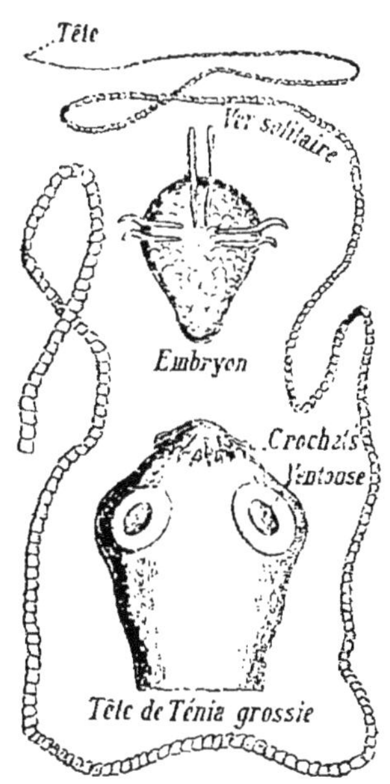


Fig. 19. — Ténia.

Chez le Porc le développement de cette larve n'ira pas plus loin et ne saurait reproduire le Ténia. Pour achever son développement, elle devra revenir dans l'intestin de l'Homme, ce qui peut se produire si ce dernier mange de la viande de Porc crue ou peu cuite. La larve se fixe alors au moyen de ses crochets, ses anneaux bourgeonnent et donnent en quelques semaines un ruban long de plusieurs mètres. Ce fait fut démontré, en 1852, par l'expérience suivante : des cysticerques furent donnés à un condamné à mort, et l'on retrouva dans son intestin des Ténias en voie de développement. Pour se développer complètement, le Ténia doit donc être successivement l'hôte du Porc et de l'Homme.

Un Porc peut contenir dans sa chair une quantité considérable de cysticerques ; on dit qu'il est *ladre*. On reconnaît la ladrerie en observant la face inférieure de la langue du Porc, car les cysticerques s'y présentent sous forme de grains blanchâtres. Cette inspection de la langue du Porc se fait attentivement dans les abattoirs : c'est ce qu'on appelle le *langueyage*.

Toute viande de Porc ladre doit être rejetée ; mais le plus sûr moyen d'éviter le Ténia est de ne manger la viande du Porc que bien cuite, de façon que la cuisson ait détruit tous les cysticerques.

La présence d'un Ténia dans l'intestin n'est pas un véritable danger, mais comme cet animal se nourrit en absorbant les aliments que digère son hôte, il est une cause d'affaiblissement, qui, chez des personnes déjà déprimées, peut amener des troubles graves. Ordinairement l'existence du Ténia se manifeste par de l'amaigrissement, des troubles de l'appétit, des démangeaisons au bout du nez et à l'extrémité de l'intestin. On se débarrasse ordinairement de ce Ver en absorbant de l'extrait frais de Fougère mâle.

Le Ténia que nous venons de décrire est rare en France, où la viande de Porc est surveillée et mangée bien cuite. En revanche, un autre Ténia, le *Ténia inerme,* ainsi appelé parce que sa tête ne porte pas de crochets, est fréquent et sa larve vit dans la viande de Bœuf. La consommation de viandes saignantes peut donc introduire ce Ver dans l'organisme. Aussi dans les cas où l'on est obligé de manger de la viande crue, remplace-t-on souvent la viande de Bœuf par celle de Mouton, qui est exempte de tout danger.

Il existe encore un autre Ténia, qui peut vivre dans l'intestin de l'Homme : c'est le *Bothriocéphale*, dont la tête est dépourvue de crochets et porte deux ventouses en forme de fente. Ses anneaux sont plus larges que longs et ses larves vivent dans les Poissons d'eau douce. Il est fréquent dans la région des lacs de la Suisse française. Les Poissons doivent donc être mangés très cuits.

Signalons, enfin, le *Ténia cénure,* qui vit à l'état adulte dans l'intestin du Chien, et à l'état larvaire dans le cerveau du Mouton. Il produit ainsi chez ce dernier animal la maladie mortelle du *tournis*.

**La Trichine**. — C'est un Ver long de deux millimètres à peine et ayant l'aspect d'un fil très fin. A l'état larvaire, la Trichine vit dans les muscles du Porc et du Rat : elle est alors enroulée en spirale et entourée d'une membrane ou kyste (*fig*. 20). Si l'Homme mange de la viande trichinée, insuffisamment cuite, les sucs digestifs digèrent le kyste, la larve est mise en liberté et va se développer dans l'intestin en donnant une multitude d'œufs. Ces œufs produiront des embryons qui traverseront l'intestin et iront se loger dans les muscles, où ils s'enrouleront et s'enkysteront comme nous l'avons dit. Si les Trichines sont en nombre considérable, une maladie grave survient qui est souvent mortelle. Pour se faire une idée du danger de la Trichine, il suffit de savoir qu'un kilogramme de viande trichinée peut contenir cinq millions de kystes. Cette maladie, exceptionnelle en France, est fréquente dans l'Amérique du Nord et en Allemagne. Aussi a-t-on établi dans ce dernier pays une inspection spéciale de la viande à l'aide du microscope ; plus de 18 000 inspecteurs sont chargés de ce service !

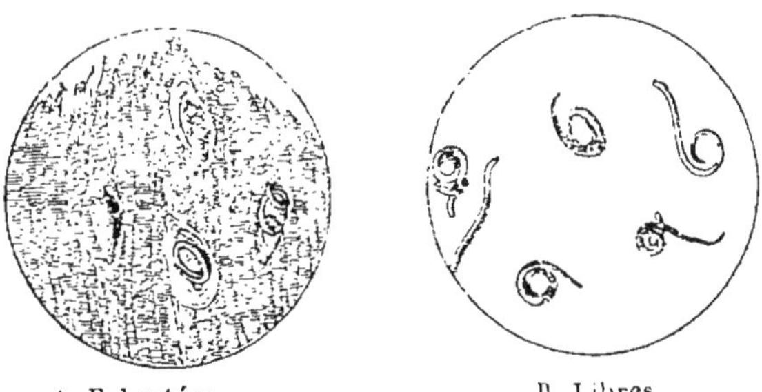

A. Enkystées. B. Libres.

Fig. 20. — Trichines.

**L'Ascaride.** — C'est un long Ver fréquent dans l'intestin de l'Homme. Il peut occasionner chez les enfants des accidents convulsifs graves. Ses œufs sont introduits dans l'organisme en buvant de l'eau non filtrée ou en mangeant de la salade insuffisamment lavée.

**L'Oxyure.** — Il est très abondant dans l'intestin des enfants chez lesquels il cause des troubles nerveux. Il se présente avec l'aspect d'un petit fil long de 1 centimètre et légèrement enroulé.

La *Filaire*, l'*Ankylostome*, le *Tricocéphale* sont des parasites très rares dans nos pays.

**Parasites végétaux**. — Les parasites végétaux contenus dans les aliments ont des dimensions microscopiques et sont ordinairement décrits sous le nom de *microbes*. Du tube digestif ils peuvent passer dans le sang, qui les transportera dans tout l'organisme, produisant ce qu'on appelle une *infection*, tandis que les poisons qu'ils sécrètent produisent une *intoxication*.

On peut classer les viandes d'animaux morts de maladies infectieuses en deux groupes : celles qui sont capables de transmettre les maladies à l'Homme, et celles qui ne le sont pas.

1° *Viandes d'animaux malades de maladies transmissibles à l'Homme*. — Parmi ces maladies les plus communes sont : la *tuberculose* et le *charbon*.

La *tuberculose*, qui fait tant de victimes dans l'espèce humaine, est fréquente chez le Bœuf. On peut facilement reconnaître cette maladie chez le Bœuf à l'aide de la tuberculine de Koch ; il suffit d'injecter cette dernière à un animal tuberculeux pour déterminer chez lui une réaction fébrile qui se manifeste par une élévation de température. Si l'animal est sain, il ne réagit pas. Un décret interdit la vente de la viande d'animaux tuberculeux lorsque ceux-ci sont à un degré de tuberculose avancé. Si les lésions tuberculeuses sont peu marquées, la viande n'est pas altérée et peut être consommée. Enfin, signalons que chez les volailles la tuberculose est fréquente et atteint surtout les viscères abdominaux et en particulier le foie, que l'on consomme souvent à peine cuit.

Le *charbon* est une maladie qui atteint surtout le Mouton. Les viandes provenant d'un animal charbonneux doivent être interdites, car non seulement leur ingestion peut communiquer la maladie à l'Homme, mais leur manipulation est des plus dangereuses.

2° *Viandes d'animaux malades de maladies non transmissibles à l'Homme*. — La viande des animaux atteints de la *peste bovine* semble pouvoir être consommée sans danger ; pourtant la loi de 1881, par prudence, en interdit la vente. Quant à la viande des animaux atteints de *péripneumonie*, l'inspection sanitaire la laisse passer.

**Les légumes et les microbes**. — Depuis quelques années on s'est préoccupé de l'influence que pouvaient avoir sur la santé publique les légumes et les fruits arrosés avec les eaux d'égout ou avec les engrais humains. Il est certain que ces produits arrivent contaminés sur les marchés. Mais après avoir subi la cuisson, ils ne sont plus dangereux. Il n'en est pas de même s'ils sont mangés crus Ainsi, les Fraises, après une pluie, sont salies par les éclaboussures de la terre mouillée, et chaque éclaboussure est un nid à microbes. Il en est de même pour la Salade. C'est pour cette raison que les comités d'hygiène défendent de cultiver dans les champs d'épandage des légumes et des fruits qui se mangent crus et qui poussent près du sol, comme les Radis, les Fraises, les Salades. Les légumes qui poussent à quelque distance du sol, comme les Tomates et les Artichauts, ne seraient pas compris dans cette interdiction.

## RÉSUMÉ

**Aliments d'origine végétale.** — Les principaux sont :

Le *pain*, aliment de première nécessité, fait avec la farine de Blé (amidon, albuminoïdes, sels). Sous l'influence du *levain*, la pâte fermente. La cuisson stérilise le pain et lui enlève de l'eau.

Les *légumes* contiennent peu de matières albuminoïdes, mais sont riches en sels calcaires. Ils sont consommés sous forme de racines, de tiges, de feuilles et de graines. Ces dernières sont les plus nutritives (Haricots, Pois, Lentilles).

Les *fruits* ne sont nutritifs que par le sucre qu'ils renferment.

Les *Champignons* sont recherchés pour leur saveur, mais leur valeur nutritive est faible. Il n'existe aucun caractère d'ensemble permettant de distinguer sûrement les bons Champignons des mauvais.

Les *condiments* et *épices*, en relevant la saveur des aliments, excitent la sécrétion des sucs digestifs. Leur abus présente des inconvénients.

**Aliments d'origine animale.** — Les principaux sont :

Les *viandes de boucherie*, dont les plus importantes sont celles du Bœuf, du Veau, du Mouton, du Porc et du Cheval. Elles contiennent de l'eau (75 pour 100), des matières albuminoïdes (20 pour 100) et des sels. La valeur alimentaire de ces viandes varie selon qu'elles sont *bouillies* ou *rôties*.

Le *gibier*, que procure la chasse et qui est ordinairement très nutritif, mais d'une digestion difficile. Le gibier *faisandé* doit être rejeté.

Les *Poissons*, qui constituent un bon aliment, mais qui doivent être mangés frais et bien cuits. On les range en 3 catégories : 1° les P. à chair blanche (*Sole*) ; 2° les P. à chair colorée, un peu grasse (*Saumon*) ; 3° les P. à chair grasse (*Anguille*).

Les *Crustacés*, qui sont nutritifs, mais d'une digestion difficile, et qui produisent de l'*urticaire* chez certaines personnes.

Les *Mollusques*, qui fournissent : l'*Huître*, facile à digérer ; la *Moule*, plus nutritive, mais moins digestive, et l'*Escargot*.

Le *lait*, qui est un aliment complet. Il contient : de l'eau, de la graisse (*crème*), une matière albuminoïde (*caséine*), du sucre et des sels. Il est souvent falsifié par l'*écrémage* et le *mouillage*. Au contact de l'air, il subit la fermentation *lactique*, puis *butyrique*.

Le *beurre*, qui résulte de la soudure des globules gras de la crème. Il est parfois falsifié avec de la *margarine*.

Le *fromage*, qui provient de la coagulation de la caséine du lait. C'est un aliment très nutritif et un stimulant de la digestion.

Les *œufs*, qui constituent un aliment de premier ordre et sont facilement digérés. Ils doivent être frais, ce que l'on reconnaît par le mirage.

**Éducation de l'appareil digestif.** — *Avant* les repas, il faut éviter les exercices violents, car les sucs digestifs ne sont plus sécrétés en quantité suffisante. De même, *après*, un exercice violent trouble la digestion. Il faut aussi éviter le refroidissement et le bain, qui peuvent causer des congestions.

Les repas doivent être pris à des *intervalles réguliers*. C'est par la régularité que l'on donne de bonnes habitudes à l'appareil digestif, et que l'on évite des troubles comme la diarrhée ou la constipation.

Il faut être *sobre* : ne pas trop manger, ne pas trop boire. Sinon l'on s'expose à l'obésité, à la dyspepsie, à la goutte, etc.

Il importe aussi de prendre des *aliments faciles à digérer* et d'avoir une *alimentation simple*.

**Intoxications alimentaires.** — Les aliments subissent souvent des *falsifications*, qui sont inoffensives ou nuisibles.

Les *viandes putréfiées*, qui subissent une sorte de décomposition, sont particulièrement dangereuses à cause des poisons ou *ptomaïnes* qu'elles contiennent et que la cuisson ne détruit pas.

Pour conserver les aliments, on emploie : la *cuisson*, la *stérilisation*, le *froid* et les *antiseptiques*.

Par la *cuisson*, on tue les germes contenus dans les aliments, que l'on conserve alors dans des vases complètement étanches de façon à empêcher l'air d'apporter les germes de la putréfaction. On se sert d'*autoclaves*, pour obtenir une température de 110 à 120°. La conservation du lait se fait par *pasteurisation* et par *stérilisation*.

Par le *froid*, on empêche le développement des microbes, mais on ne les tue pas. Les viandes congelées dans l'air froid et sec à — 15° (*chambres frigorifiques*) se conservent bien.

Les *antiseptiques* les plus fréquemment employés sont le sel et la fumée du bois (créosote).

**Parasites.** — Les *parasites* sont *animaux* ou *végétaux*.

1° Les *parasites animaux* les plus communs sont : le *Ténia* ou *Ver solitaire*, dont la larve se trouve dans la viande du Porc *ladre* ; le *Ténia inerme*, dont la larve vit dans la viande du Bœuf ; le *Botriocéphale*, dont la larve se trouve dans les Poissons d'eau douce ; la *Trichine*, fréquente dans les viandes de Porc venant d'Amérique ou d'Allemagne ; l'*Ascaride* et l'*Oxyure*, qui se prennent par l'usage de l'eau non filtrée.

2° Les *parasites végétaux* sont surtout représentés par les *microbes*. Les plus dangereux sont ceux que contiennent les *viandes tuberculeuses* et *charbonneuses*.

---

## CHAPITRE V

## HYGIÈNE CORPORELLE

---

L'*hygiène corporelle* repose sur la pratique de la *propreté*, sur le choix des *vêtements* et sur les *exercices physiques*.

### § 1. — Hygiène de la peau. Propreté.

La physiologie nous a appris qu'il était nécessaire que

l'excrétion de la sueur se fasse régulièrement ; il faut donc veiller à la *propreté de la peau.*

**Propreté de la peau : bains et ablutions.** — La sueur, le sébum, les poussières de l'air et des vêtements forment à la surface de la peau un enduit gras que seuls les bains chauds et le lavage au savon peuvent enlever. Des frictions sèches, vigoureusement faites, détacheront ensuite les parties mortes de l'épiderme et rajeuniront par suite ce tissu.

Les *bains* et les *ablutions* sont les procédés employés pour entretenir la propreté générale du corps et pour activer les fonctions de la peau.

*a*). **Les bains.** — Ils sont *chauds* ou *froids.*

Le *bain chaud* est le véritable bain de propreté ; sa température doit être de 35 à 40° ; elle ne devra jamais dépasser 40°, car elle pourrait causer des congestions du cerveau. Un thermomètre spécial maintenu à la surface de l'eau par un flotteur en liège renseigne sur cette température. Après 15 minutes de séjour dans l'eau, la peau se ramollit et se dépouille de ses impuretés. Dans les agglomérations ouvrières et dans les casernes, on remplace le bain chaud par un *bain-douche*, dans lequel une douche à 35° tombe en pluie sur le corps des individus placés dans des bassins.

Le *bain froid* ne nettoie pas aussi bien que le bain chaud, mais il a d'autres avantages : il active la circulation et régularise les fonctions nerveuses. Sa durée ne doit pas dépasser 10 minutes si sa température est de 15 à 20°. Son premier effet est de faire contracter les vaisseaux de la peau et refluer le sang vers les organes internes ; vient ensuite la *réaction* pendant laquelle le sang revient en abondance dans les capillaires de la peau en décongestionnant les organes internes et en produisant une sensation de chaleur. En même temps les battements du cœur sont plus rapides, et les mouvements respiratoires plus accélérés.

Les *bains de mer* agissent surtout par le sel et par le choc des vagues. Leur durée ne doit pas dépasser 10 minutes. Ils sont favorables aux scrofuleux et aux lymphatiques, mais ils sont interdits aux nerveux et aux rhumatisants.

*b*). **Les ablutions froides.** — Elles sont d'une pratique facile, et doivent être recommandées à tous les sujets faibles et à tous ceux qui ont une vie sédentaire. Il est certain que, combinées avec les exercices physiques, elles donnent à l'individu le maximum de résistance et de santé. Les Grecs et les Romains connaissaient les bienfaits de ces pratiques, et pourtant ce n'est que depuis quelques années qu'on les apprécie de nouveau. C'est qu'au moyen âge c'était presque un devoir de négliger les soins corporels : aussi la malpropreté la plus intense régnait elle à cette époque. On semble comprendre enfin que le bain ne doit pas être réservé aux classes aisées, mais qu'il est de première nécessité pour les travailleurs; ce sont eux qui en ont le plus besoin, parce qu'ils séjournent dans des locaux poussiéreux et que leurs ressources ne leur permettent pas de changer souvent de linge.

Les ablutions sont de simples *lotions* ou des *douches*.

La *lotion* d'eau froide se prend au saut du lit. Le matériel qu'elle exige est des plus simples et à la portée de tous : un *tub* ou grand vase en zinc, une éponge, une serviette et de l'eau. On trempe l'éponge dans l'eau et on l'exprime successivement sur la nuque et le dos (*fig*. 21), sur la poitrine et l'abdomen et sur les jambes. On termine par le bain de

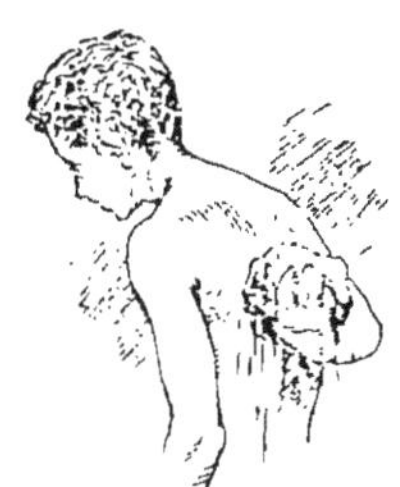

Fig. 21. — Lotion froide.

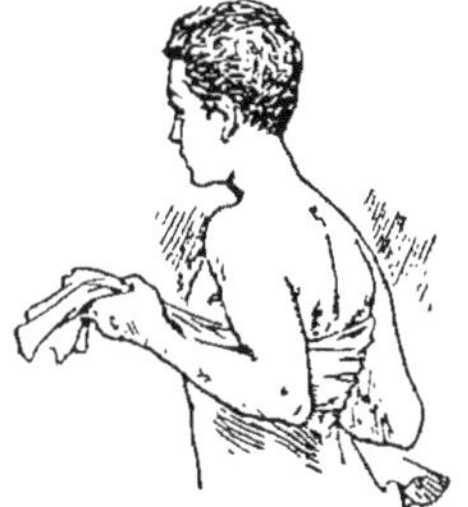

Fig. 22. — Friction après la lotion froide.

pieds et une friction énergique du dos (*fig*. 22), de la poitrine et des jambes, faite avec une serviette sèche et rugueuse. On obtient ainsi la réaction, qu'on peut d'ailleurs provoquer en se remettant au lit pendant quelques instants. L'habitude de ces lotions ne satisfait pas seulement la propreté, elle assure une gymnastique de l'appareil circulatoire qui favorise la nutrition.

La *douche* diffère de la lotion en ce que l'eau est lancée

en jet et qu'elle agit par la force du jet. Elle exige une installation plus compliquée, car il faut placer un réservoir d'eau à une certaine hauteur pour donner à l'eau une force suffisante de percussion. Les appareils varient suivant que l'on veut obtenir la douche en *pluie* (*fig.* 23), en *cercle* (*fig.* 24) ou en *jet* (*fig.* 25). Dans ce dernier cas une vulgaire lance d'arrosage suffit.

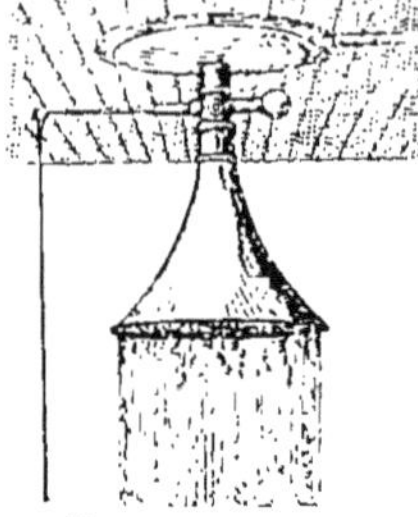

Fig. 23. Douche en pluie

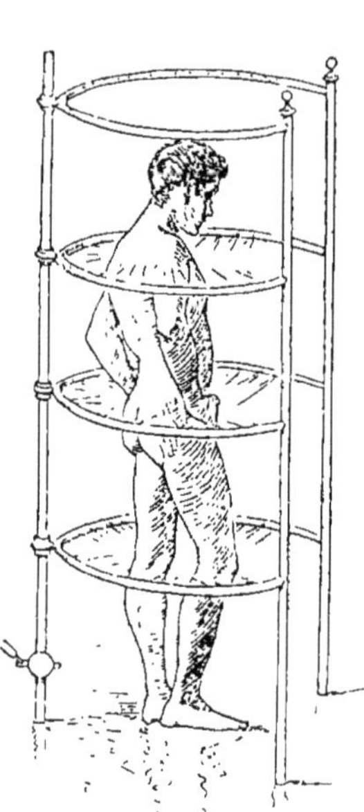

Fig. 24. — Douche en cercle.

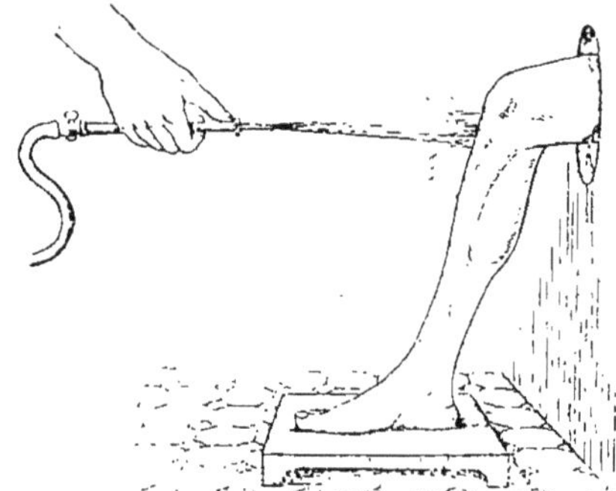

Fig. 25. — Douche en jet.

Quelques indications sont nécessaires pour éviter des accidents. La douche doit être prise ayant chaud, même en moiteur ; la température de l'eau doit être de 10 à 12° ; et celle de la salle de 20°. C'est grâce à la différence entre les deux températures que l'on obtient la réaction amenant le sang à la peau et la sensation de bien-être finale. On doit diriger le jet d'abord sur les côtés de la colonne vertébrale, sur les épaules et les membres supérieurs, puis sur les membres inférieurs ; enfin, sur l'abdomen et la poitrine, le jet devra être brisé. La durée ne doit pas dépasser 15 secondes. Il est bon de faire suivre la douche d'une friction sèche et d'un exercice modéré. Enfin, la douche ne doit être prise que si la digestion est terminée, et les personnes atteintes d'affections du cœur ou de la poitrine devront s'en abstenir.

**Soins de toilette.** — Les ablutions et les bains assurent la propreté générale du corps, mais certaines parties de l'organisme (bouche, mains, pieds, etc.) exigent des soins spéciaux.

La *bouche*, à cause des aliments qui restent dans ses replis et dans l'intervalle des dents, exige des soins particuliers, qui sont d'autant plus nécessaires que la réaction alcaline de la salive et la division des aliments favorisent les fermentations. De plus, la bouche reçoit facilement les poussières et les germes de l'air ; aussi les microbes y pullulent-ils, à tel point qu'on a pu en décrire 17 espèces. Il serait donc de toute nécessité de se rincer la bouche, de préférence avec de l'eau bouillie : 1° après chaque repas, afin d'enlever les particules alimentaires qui, en se décomposant, altèrent la pureté de l'haleine et attaquent la matière dentaire ; 2° avant les repas et le soir avant le coucher, afin d'enlever les poussières et les microbes qui s'y trouvent toujours, surtout chez les habitants des villes. Enfin, le nettoyage des dents, une fois par jour, avec une brosse souple et un dentifrice, du savon par exemple, aide à éviter la carie dentaire et ses suites. Des observations récentes ont, en effet, montré que la carie dentaire n'était pas étrangère au développement de certaines maladies du cuir chevelu et en particulier de la pelade.

Les *mains*, aussi bien que le visage, doivent être tenues rigoureusement propres : l'hygiène autant que les convenances l'exigent. Elles doivent être nettoyées avec le plus grand soin, car avec leurs rides et les sillons des ongles, ce sont de véritables collecteurs de microbes. Pour la toilette habituelle l'eau, le savon et la brosse suffisent ; mais pour les personnes qui ont un pansement à faire, il faut, après le brossage au savon, utiliser une solution antiseptique, du sublimé par exemple.

Les *pieds*, à cause de leurs excrétions abondantes, ont besoin de lavages fréquents. Chez les personnes qui marchent beaucoup, des bains de pieds froids sont utiles tous les soirs. Contre les sueurs des pieds, souvent fétides, on utilise les solutions alcooliques et les lotions au formol (1 ou 2 pour 100).

Les *oreilles* doivent aussi être l'objet de soins particuliers, car la formation d'un bouchon de cérumen dans le conduit auditif est la cause d'accidents sérieux. Pour nettoyer ce conduit il ne faut pas se servir d'un cure-oreilles, qui peut blesser le tympan, mais simplement d'un petit tampon d'ouate hydrophile que l'on place au bout d'une allumette. On peut aussi faire un lavage avec de l'eau légèrement savonneuse qu'on lance avec une petite seringue.

Les *cheveux* et la *barbe* exigent aussi une grande propreté, car ils retiennent facilement les poussières. Les cheveux doivent être portés courts autant que possible ; ils doivent être brossés tous les jours et savonnés de temps à autre. Il faut éviter les peignes fins, qui cassent les cheveux, irritent la peau et augmentent la formation des pellicules, poussières blanches formées par les débris d'épiderme. Il est nécessaire de veiller à ce que les ciseaux et les rasoirs soient très propres, car des maladies de la peau et d'autres beaucoup plus graves peuvent être inoculées par ces instruments.

Enfin les *cosmétiques* et les *fards*, employés pour corriger la nature, sont souvent dangereux par les substances toxiques qu'ils renferment (plomb, mercure, arsenic). De plus leur emploi habituel dessèche la peau, bouche ses pores et lui donne un aspect parcheminé.

**Parasites de la peau.** — Ils sont animaux (Sarcopte de la gale, Pou, Puce, Tique), ou végétaux (Champignon de la teigne).

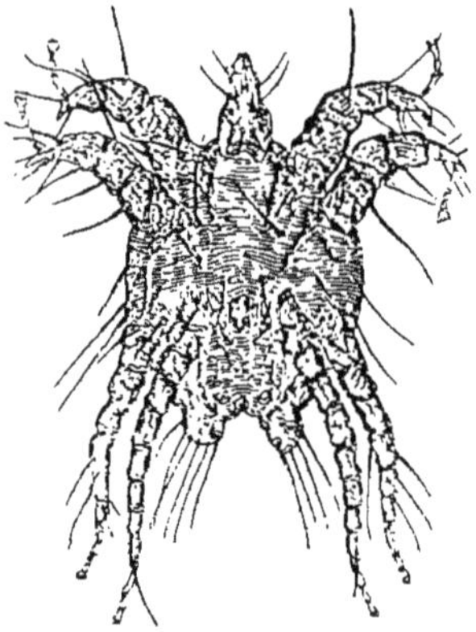

La *gale* est une affection de la peau causée par un animal du groupe des Araignées, le *Sarcopte (fig.* 26), dont la femelle creuse des galeries dans la peau pour y déposer ses œufs et cause ainsi de vives démangeaisons. La présence de ce parasite est mise en évidence par de petites pustules apparentes surtout au poignet et dans l'intervalle des doigts. Cette maladie est très contagieuse, mais heureusement facile à guérir par des frictions au savon noir et à la pommade soufrée.

Fig. 26. — Sarcopte de la gale.

Les démangeaisons peuvent être causées aussi par la *Puce*;

par le *Pou* (*fig.* 27), dont les œufs nombreux s'accrochent aux cheveux sous le nom de *lentes*; par le *Rouget*, qui pénètre dans la peau des jambes quand on passe dans les hautes herbes en automne ; par la *Tique*, qui s'attache sur les animaux et parfois sur l'Homme,

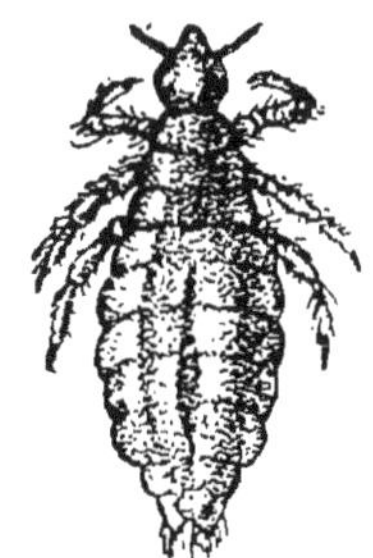

Fig. 27. — Pou.

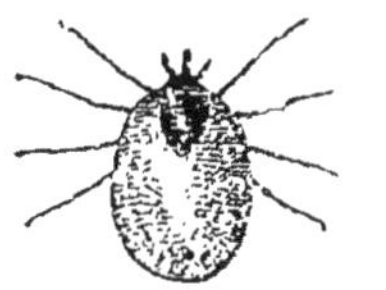

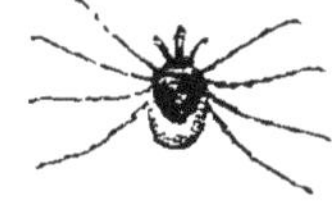

Fig. 28. — Tique repue et à jeun.

et dont le volume, quand elle est repue de sang (*fig.* 28), est quintuplé. Des soins de propreté appropriés suffisent à détruire ces parasites.

Les maladies parasitaires du cuir chevelu sont ordinairement décrites sous le nom de *teignes*. Elles sont de deux sortes : la *teigne faveuse* et la *teigne tonsurante*.

La *teigne faveuse* est causée par un Champignon, l'*Achorion*, dont les spores germent dans la racine du cheveu et dont les filaments se développent dans le cheveu et causent sa mort. A la base du cheveu sont de petites croûtes sèches d'un jaune clair. Dans ce cas la tête exhale une odeur particulière, qu'on a comparée à celle de la Souris. Les cheveux tombent et ne repoussent plus.

La *teigne tonsurante* est également causée par un Champignon dont les filaments pénètrent les cheveux, qui deviennent cassants et tombent en laissant une place nette qui ressemble à une tonsure. Elle peut s'attaquer à la figure, aux bras et aux mains. Elle est très contagieuse et dure parfois des années, mais elle ne laisse pas de traces, car les cheveux repoussent.

Ces teignes se transmettent par les peignes et les brosses, par les animaux domestiques (Chiens et Chats), et par les coiffures. Aussi sont-elles plus fréquentes chez les garçons, qui mettent souvent les coiffures les uns des autres, que chez les filles, ordinairement plus soigneuses. Signalons aussi comme moyen de contage, les appuis en étoffe des wagons, où chaque voyageur vient appuyer sa tête.

La *pelade*, longtemps considérée comme une maladie contagieuse et d'origine parasitaire, serait due, d'après de récents travaux, à une mauvaise nutrition du cuir chevelu, qui serait elle-même causée par une irritation nerveuse. Celle-ci peut avoir pour origine une maladie de l'oreille ou de la gorge, ou bien des dents cariées. Il faut donc soigner et surveiller ses dents si l'on veut conserver les cheveux et la barbe. Dans la pelade les cheveux tombent par places arrondies, en laissant une surface nette, pelée, qu'on a comparée à la surface de l'ivoire.

## § 2. — Hygiène du vêtement.

**Rôle hygiénique du vêtement.** — Le vêtement est comme une petite habitation intime qui exige autant de soins hygiéniques que la grande habitation. Il a un double rôle : protéger le corps contre les poussières et les germes de l'air, et le préserver contre les intempéries.

Le vêtement est pris pour ainsi dire entre deux ennemis : au dehors, les germes de l'air ; au dedans, les produits de notre excrétion. Aussi devient-il rapidement le refuge des microbes et le véhicule des maladies contagieuses. Pour parer aux dangers les plus immédiats, il est donc utile de faire désinfecter les vêtements contaminés par un malade.

**Du choix des tissus et de leurs couleurs.** — Pour préserver l'organisme contre le froid et contre la chaleur, les vêtements doivent être mauvais conducteurs de la chaleur. Des expériences ont montré que la *laine* offre cet avantage plus que le *coton*, et celui-ci, plus que la *toile*. On entoure trois réservoirs de laiton remplis d'eau chaude, le premier, de toile, le second, de coton et le troisième, de laine. C'est ce dernier qui conserve le plus longtemps la chaleur, puis celui de coton, et c'est le premier qui se refroidit le plus vite.

En réalité, ce n'est pas la nature même de l'étoffe qui constitue l'obstacle à la déperdition de chaleur, c'est plutôt la couche d'air emprisonnée dans les mailles de cette étoffe. Il est donc bon de tenir compte de la façon dont les étoffes sont tissées ; si les mailles sont lâches et emprisonnent beaucoup d'air, l'étoffe est mauvaise conductrice. Pour cette raison la flanelle est excellente; mais lorsqu'elle a été portée, les mailles sont obstruées par une sorte d'encrassement et cette étoffe perd toutes ses qualités. De même, lorsqu'elle a été lavée plusieurs fois, le tissu s'est resserré et a perdu ses qualités protectrices.

Notons aussi que la superposition de vêtements même légers empêche bien la déperdition de la chaleur, car ce sont autant de couches d'air interposées entre la peau et l'air extérieur. On sait, en effet, que deux ou trois feuilles de papier superposées sur la peau, empêchent le refroidissement beaucoup mieux qu'un épais pardessus unique.

Il y a aussi avantage à ce que les vêtements, surtout ceux qui sont en contact avec la peau, absorbent le plus de sueur possible et la laissent évaporer lentement et graduellement. De cette façon le refroidissement est moindre. C'est la flanelle, et surtout la laine tricotée qui, à ce point de vue, donnent les meilleurs résultats. Mais il faut que ces vêtements soient renouvelés fréquemment. D'ailleurs, on attache une trop grande importance au port de la flanelle. On peut, au moins dans nos pays, n'en pas faire usage. Dans ce cas, il est bon de porter une chemise de coton de préférence à une chemise de toile qui se refroidit trop facilement. L'important est de ne pas garder pendant la nuit la chemise portée le jour, car il est bon que l'une et l'autre puissent se débarrasser à l'air de la sueur qu'elles ont pu absorber.

Enfin la *couleur* du vêtement a aussi une influence : on sait, en effet, que les corps noirs sont ceux qui absorbent le plus la chaleur. Les vêtements noirs sont donc les plus chauds. Les couleurs sont classées dans l'ordre suivant, en commençant par celle qui absorbe le plus de chaleur : noir, bleu, vert, rouge, jaune, blanc. Aussi dans les pays chauds la couleur blanche des vêtements est-elle généralement adoptée. On a remarqué que la superposition de deux étoffes de couleurs différentes protégeait mieux la peau contre le soleil. De nombreux exemples sont à citer : les Noirs et les Indiens, qui se vêtent de blanc ; les pur-sang arabes, qui ont le poil blanc sur une peau noire ; l'Arabe, qui se couvre d'un manteau rouge et blanc.

Le vêtement doit aussi nous mettre à l'abri de l'humidité extérieure, d'où l'usage des étoffes *caoutchoutées*. Malheureusement si elles sont imperméables à l'eau extérieure, elles empêchent aussi l'évaporation de la sueur et ralentissent les fonctions de la peau. Aussi est-il prudent de ne porter ce vêtement qu'au moment de la pluie et de le faire assez ample pour que l'air puisse circuler entre le caoutchouc et le vêtement ordinaire.

La *forme* du vêtement a bien aussi son importance ; mais nous sommes volontiers victimes de la mode, souvent ridicule et parfois malsaine. Disons pourtant que le vêtement ne doit être ni trop ample, ni trop étroit. Trop ample, il ne protège pas suffisamment ; trop étroit, il gêne le jeu des organes et la circulation du sang. Ainsi on ne peut méconnaître les désordres produits dans l'organisme par le port d'un corset trop serré. Il est bon également que le cou ne soit pas serré dans un col rigide ; d'autre part, l'abus des foulards et des cache-nez est souvent l'origine de maux de gorge, le cou n'ayant pas été aguerri contre le froid.

**Coiffure et chaussures.** — La *coiffure* a un double but : préserver la tête du froid et du soleil. Aussi change-t-elle suivant les pays et les saisons. C'est elle cependant qui persiste le plus longtemps chez certains peuples : le Turc garde son fez, et l'Hindou son turban, même quand ils ont pris la redingote et le pantalon. Le chapeau de feutre léger et à large bord est la coiffure idéale de l'Européen, car il préserve du froid en hiver et des rayons du soleil en été. Si le chapeau est fait en matière imperméable, il est bon qu'il soit muni de ventouses d'aération. La température du milieu intérieur du chapeau varie beaucoup avec la matière de celui-ci. Ainsi sur deux individus faisant une même marche dans les rues de Paris, en juillet, on note 46° dans un chapeau noir haute forme et 33° seulement dans le casque colonial blanc fait en liège ou en moelle de sureau.

La *chaussure* doit être souple, large pour ne pas comprimer le pied et forcer les orteils à chevaucher l'un sur l'autre, avoir des semelles épaisses pour amortir les chocs et éviter l'humidité du sol, enfin avoir des talons larges et bas pour ne pas déformer le pied. Sinon les doigts de pieds s'atrophient, les muscles disparaissent, des callosités se développent à tous les points de frottement, le métatarse devient un moignon informe, et le pied présente une disposition aux engelures et aux localisations goutteuses. « Trouver chaussure à son pied » est un axiome que les cordonniers semblent ne pas connaître.

**Le lit.** — Le lit dans lequel nous passons presque le tiers de notre existence ne doit être qu'un vêtement protecteur contre le refroidissement de la nuit et non pas un milieu de culture où se développent les germes que l'homme transporte avec lui. Il importe qu'il soit préservé de toute cause d'insalubrité.

Le lit de fer et de cuivre (*fig.* 29) est préférable au lit de

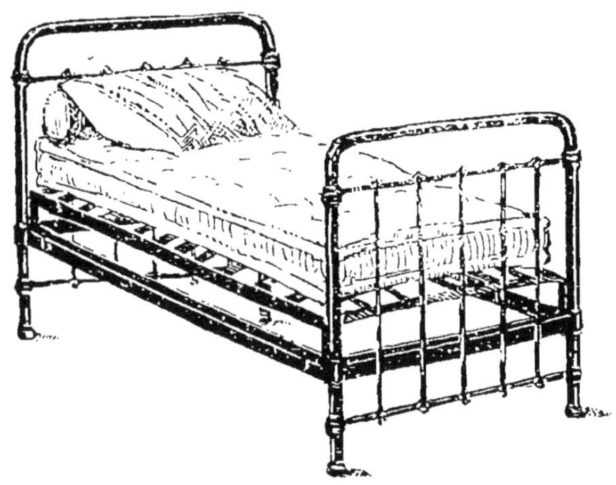

Fig. 29. — Lit hygiénique avec sommier métallique.

bois qui se nettoie plus difficilement et abrite plus aisé-

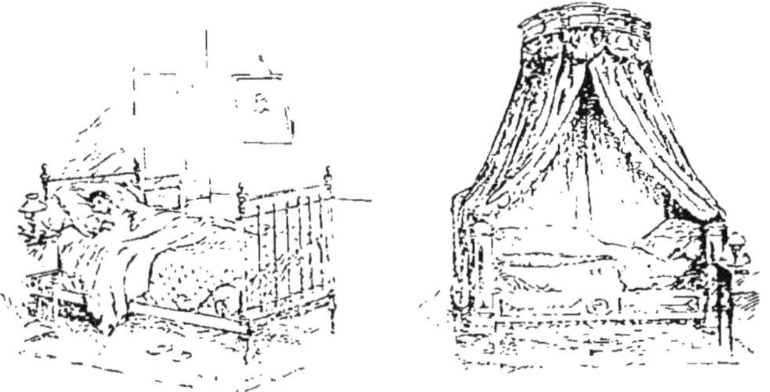

Fig. 30. — Lits hygiénique et antihygiénique.

ment des parasites. Le sommier métallique sera également préféré. Pas de matelas de plume : ils sont trop mous, trop chauds et leur nettoyage est trop difficile. Les matelas de laine sont préférables, mais il faut les battre fréquemment, ou mieux encore les désinfecter. Pas d'oreillers de plume, dans lesquels la tête est enfouie et se congestionne. Au contraire, les oreillers de crin laissent la tête fraîche. Les couvertures de laine sont le meilleur revêtement pour la nuit ; l'édredon doit être réservé pour les nuits très froides. Enfin, les draps doivent être changés fréquemment, au moins tous les 15 jours.

Le lit devra être placé dans un endroit où l'air et la lumière circulent librement. Ni alcôve, ni rideaux qui gênent le renouvellement de l'air (*fig.* 30). Enfin, chaque matin, le lit devra être défait et la literie mise à l'air pendant un certain temps.

## § 3. — Exercices physiques.

**Nécessité des exercices physiques.** — Les exercices physiques sont nécessaires non seulement au développement normal des organes chez les jeunes gens, mais aussi à leur bon fonctionnement chez les adultes. Ils permettent à l'organisme de conserver le plus longtemps possible toute sa vigueur et de résister victorieusement aux maladies qui le guettent. Aussi l'oisiveté corporelle amène-t-elle rapidement la dégradation physique. Nous devons donc entretenir nos forces pour ne pas les perdre, et l'exercice physique devrait être un besoin aussi impérieux que celui de manger et de dormir. Nous allons étudier successivement l'influence des exercices physiques sur le squelette, les muscles et le système nerveux.

**Influence des exercices physiques sur le développement du squelette.** — Nous avons montré dans l'étude du squelette que la taille de l'individu s'accroît tant que l'ossification n'est pas définitive, c'est-à-dire tant que le cartilage n'est pas complètement remplacé par l'os. Or, on a constaté qu'un exercice violent précipite l'ossification et fait souder rapidement la diaphyse aux épiphyses. Il en résulte que la taille n'atteint pas toute son ampleur. On remarque, en effet, que les enfants d'acrobates qui, très jeunes, sont astreints à des exercices violents, restent ordinairement petits.

Il ne faut donc pas faire exécuter aux enfants un travail excessif, sous peine d'en faire des hommes rabougris. L'enfant doit courir et jouer, et remettre les jeux athlétiques à plus tard, lorsque sa croissance sera achevée.

Ce serait d'ailleurs une erreur de croire qu'une taille élevée est une condition de vigueur. Les géants sont, au contraire, des individus peu résistants, au physique comme au moral. Le gigantisme est même considéré en médecine comme une maladie spéciale (*acromégalie*).

En somme, la taille ayant une influence sur la force musculaire et la vitesse des mouvements, il est avantageux de posséder une taille moyenne. C'est ce que l'on devra rechercher par une alimentation convenable, des exercices modérés et non prématurés.

**Déformations du squelette par les attitudes et les mouvements habituels.** — Le squelette, malgré sa solidité, ne garde pas une forme immuable ; il se modifie avec les mouvements et suivant les habitudes. C'est surtout chez l'enfant que le squelette se déforme sous l'influence d'exercices physiques mal dirigés, de mauvaises attitudes habituelles ou de vêtements mal adaptés à la forme du corps.

Les *mauvaises attitudes habituelles* agissent surtout en déformant la colonne vertébrale, ce qui se produit vite chez les enfants. Ainsi un enfant toujours porté sur les bras de sa mère peut contracter une déviation de la colonne vertébrale ; on peut la redouter aussi chez l'enfant qui lit étant couché ou qui prend pour écrire ou se reposer une mauvaise attitude, et aussi chez celui qui porte trop tôt des charges trop lourdes. La déviation de la colonne vertébrale est due à une déformation des vertèbres causée par une mauvaise nutrition. Aussi une gymnastique bien appropriée, en rétablissant une bonne nutrition, arrive-t-elle à corriger ces déformations. Sinon il faut avoir recours à des appareils spéciaux.

Le mieux est de connaître les bonnes et les mauvaises attitudes afin de prendre les premières et d'éviter les autres.

**Debout** (*fig.* 31) la bonne attitude est celle que l'on prend contre un mur vertical en faisant toucher la tête, le dos, les fesses et les talons. Dans cette disposition les épaules sont reportées en arrière, de façon à laisser à la poitrine tout son développement. Dès que l'on abandonne cette attitude, les courbures vertébrales s'accentuent et amènent une diminution de la taille, la voussure du dos se produit, projetant le ventre en avant. C'est pour éviter cette difformité du *dos rond* que l'on répète sans cesse aux jeunes gens de ne pas se tenir la tête et le corps penchés. Cette déviation atteint ordinairement les vieillards, mais d'autant plus tard qu'ils se sont efforcés étant jeunes de se tenir plus droits. Ainsi l'on voit des vieillards droits et des jeunes gens voûtés : la raison est moins dans l'âge que dans l'habitude excellente de se bien tenir.

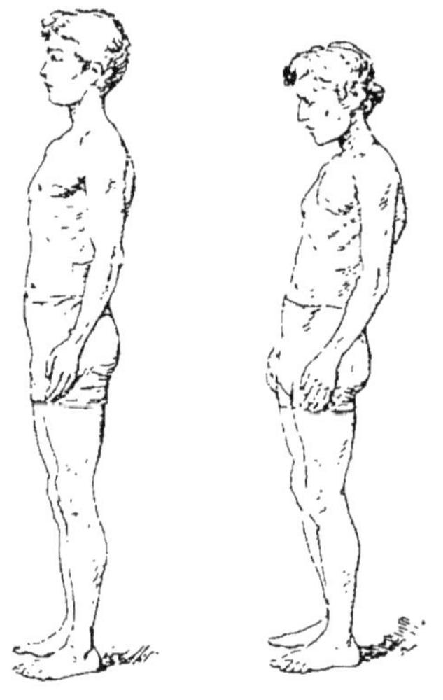

Fig. 31.— Bonne et mauvaise attitude *debout.*

**Assis** (*fig.* 32), la déformation se produit aussi facilement que debout. Il suffit pour cela de prendre une mauvaise po-

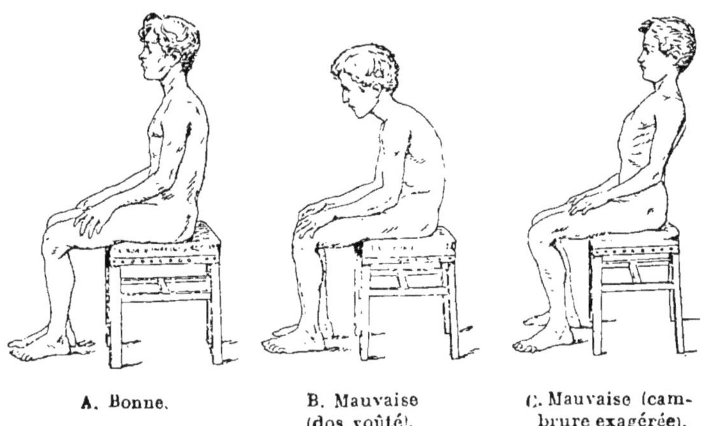

A. Bonne. B. Mauvaise (dos voûté). C. Mauvaise (cambrure exagérée).

Fig. 32. — Bonne et mauvaises attitudes *assises.*

sition sur son siège, ou bien de faire usage d'un siège défectueux. Dans une bonne attitude (*fig.* 32, A) le corps doit reposer sur les cuisses et être d'aplomb sur le siège. Si le corps se penche en avant (*fig.* 32, B), il tend à se voûter. Si l'on se redresse trop (*fig.* 32, C), on exagère la cambrure des reins. L'attitude la plus mauvaise (*fig.* 33) consiste à s'asseoir sur le bord du siège le dos appuyé contre le dossier, car la voussure du dos s'accentue et la tête s'abaisse davantage. Le siège peut être défectueux : trop incliné en avant, trop élevé ou trop bas.

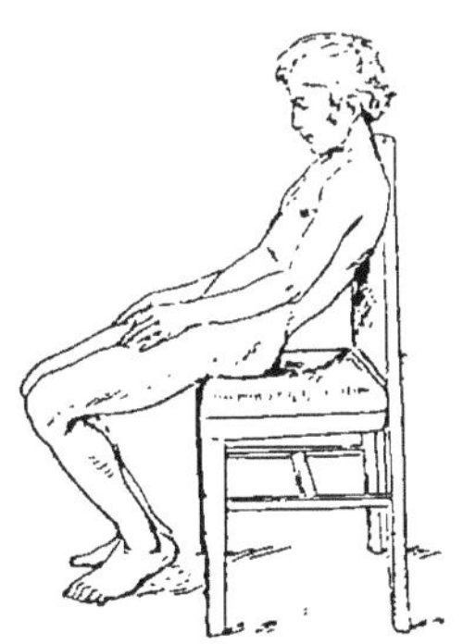

Fig. 33. — La plus mauvaise attitude assise.

Enfin, des déviations latérales de la colonne vertébrale se produisent si l'on fait porter le poids du corps sur une seule jambe, ou bien si l'on s'asseoit de travers sur une seule fesse (*fig.* 34). C'est le cas fréquent de l'écolier qui s'appuie sur la fesse gauche et le coude gauche. L'épaule gauche devient alors plus élevée que l'autre. Si cette attitude devient habituelle, elle produit une difformité de la colonne vertébrale connue sous le nom de *scoliose* (*fig.* 35).

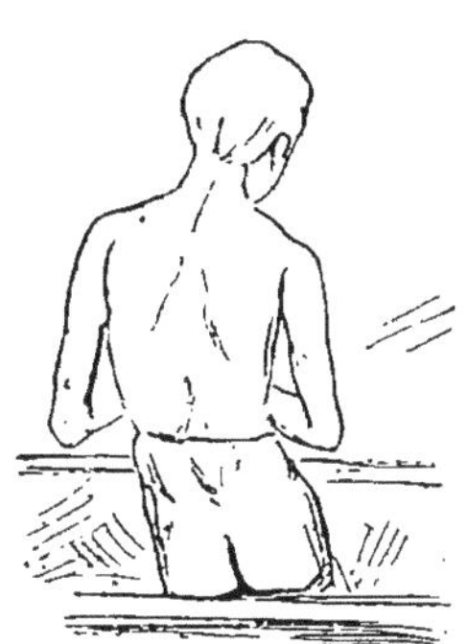

Fig. 34. — Mauvaise attitude produisant la *scoliose*.

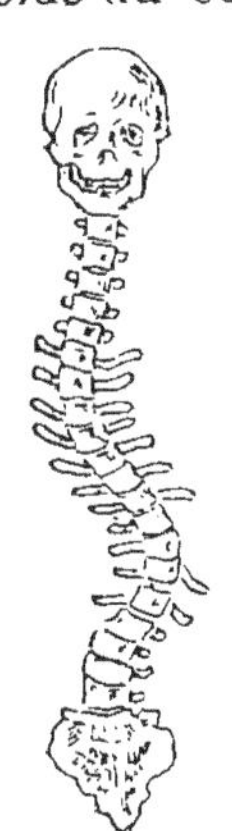

Fig. 35. — La colonne vertébrale dans la *scoliose*.

Les ouvriers conservant pendant longtemps la même attitude pour produire les mêmes efforts constamment répétés présentent souvent des déformations du squelette. Ces déformations peuvent avoir un retentissement direct sur la santé. Ainsi l'attitude assise congestionne les organes de la digestion ; l'attitude debout cause des troubles de la circulation ; l'attitude courbée, celle des cordonniers, par exemple, enfonce le sternum dans la poitrine et détermine des affections du cœur.

Les jeunes gens qui s'entraînent exclusivement aux mêmes exercices arrivent aussi à détruire l'harmonie de leur squelette. C'est ainsi que des cyclistes préoccupés seulement de *faire de la vitesse* se tiennent presque couchés sur le guidon de leur machine (*fig.* 36), prenant ainsi une attitude mau-

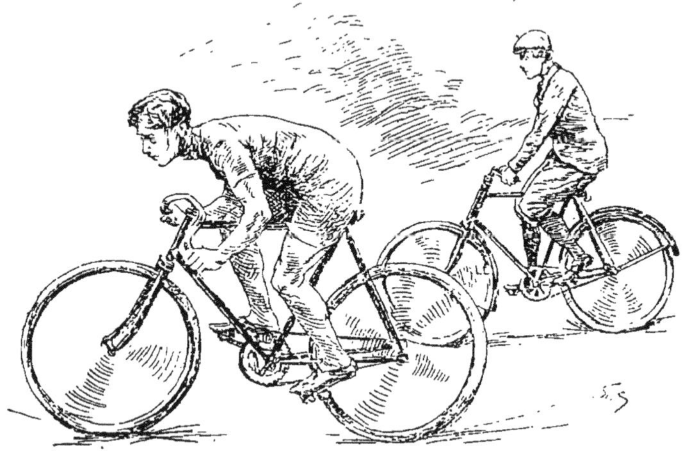

Fig. 36. — Mauvaise et bonne attitude du cycliste (effort fléchissant).

vaise pour leur squelette et pour le fonctionnement des organes. Cette attitude longtemps gardée peut amener des déformations, surtout chez les jeunes gens, dont le squelette est en voie d'ossification. A ce point de vue il est hygiénique de combiner les sports et de ne pas se spécialiser. Le canotage, par exemple, qui exige des efforts de redressement, pourra corriger l'attitude trop fléchissante du cycliste.

En résumé, les mauvaises attitudes habituelles sont incompatibles avec la santé : l'hygiène et la beauté sont ici solidaires.

**Les exercices physiques et les muscles. Harmonie des formes.** — Nous avons vu dans le cours de physiologie qu'un muscle qui travaille, se développe davantage, car il reçoit plus de sang et par suite plus d'aliments. Aussi l'homme qui fait des exercices physiques a-t-il les muscles plus développés que l'homme inactif.

Les muscles doivent être suffisamment développés, mais

pas trop. Chez les athlètes, les muscles en s'hypertrophiant détournent une partie de la nourriture aux dépens des autres organes, qui s'appauvrissent. Aussi la santé des athlètes est-elle peu enviable, et leur activité intellectuelle faible. Mieux vaut rechercher une musculature moyenne, car il y a avantage pour la santé, la vigueur et la beauté. L'hercule (*fig.* 37)

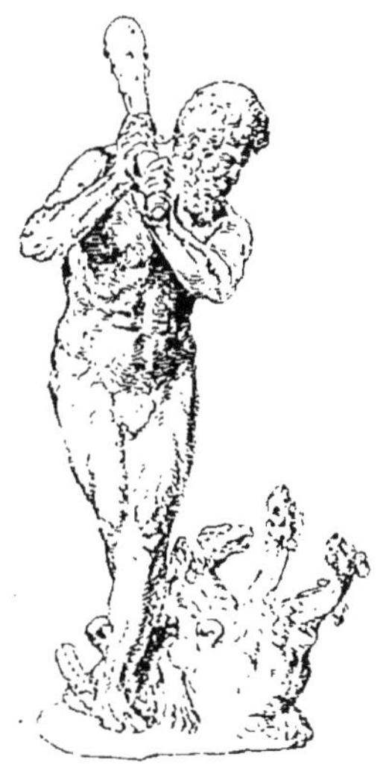

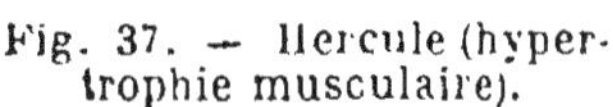

Fig. 37. — Hercule (hypertrophie musculaire).

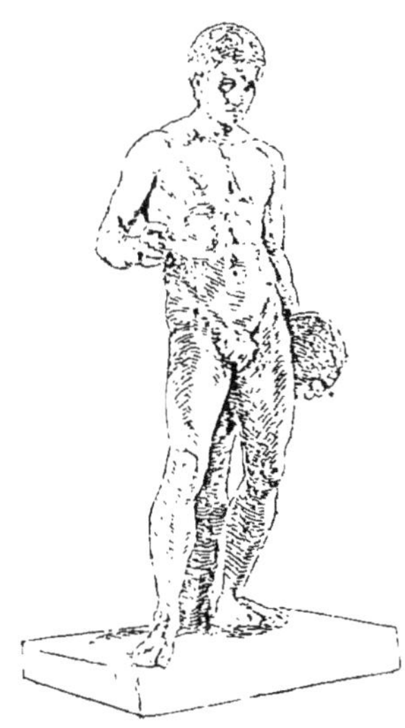

Fig. 38. — Le discobole (musculature moyenne et plus fine).

et le discobole (*fig.* 38) de l'antiquité représentent assez exactement ces deux types de musculature. Si l'hercule est plus terrible quand il étreint, le discobole est plus rapide et plus agile.

Il faut aussi éviter les exercices qui ne font développer qu'un côté du corps. Tel est le cas de l'escrime, qui est cependant un excellent exercice, mais qui, pratiquée d'un seul bras, cause une dissymétrie du corps. Il faut tirer alternativement des deux mains.

Pour maintenir une certaine harmonie dans la forme et le développement des muscles il faut les exercer tous. C'est pourquoi l'on cherche dans la gymnastique rationnelle à faire contracter un grand nombre de muscles. La gymnastique suédoise donne, à ce point de vue, d'excellents résultats.

Le but de la gymnastique est double : développer la force, augmenter l'amplitude des mouvements. On peut, par exemple, développer la force du biceps en s'entraînant à soulever des poids lourds. Mais c'est un résultat peu utile au point de vue hygiénique. Les exercices d'amplitude ont, au contraire, une action de première utilité en favorisant la circulation et par suite la nutrition des tissus. C'est ainsi que lorsque nous nous étirons les bras en bâillant, nous favorisons la circulation du sang et son oxygénation dans les poumons.

En somme, les exercices spéciaux sont mauvais ; la gymnastique générale seule nous donne l'harmonie du système musculaire, sans laquelle il n'y a ni beauté, ni équilibre des forces. Par gymnastique générale il faut entendre tous les exercices capables de perfectionner l'être humain : la marche, la course, la bicyclette, la natation, le canotage, et les jeux athlétiques dans une certaine mesure. A ce point de vue, la marche est le type de l'exercice complet : par le mouvement, elle active et régularise la circulation, et, par suite, la nutrition ; par le déplacement, elle procure l'air pur nécessaire à nos poumons ; par la lumière dans laquelle elle nous place, elle facilite l'accommodation et l'éducation de l'œil ; enfin, par les changements d'aspect de la nature qu'elle montre, elle distrait le cerveau et le repose de son travail habituel. Enfin, la marche est un exercice qu'il est facile de graduer, et par lequel on ne risque pas d'atteindre le surmenage si fréquent dans les autres sports.

Les bénéfices hygiéniques ou esthétiques que l'on peut retirer de la pratique des exercices physiques ont été appréciés différemment suivant les temps. Ainsi, dans l'antiquité, à Rome et à Athènes, l'Homme, entraîné à la lutte est fort ; au moyen âge, la culture physique est négligée et le corps s'étiole ; à l'époque de la Renaissance, l'humanité se réveille et le type de beauté réapparaît ; enfin, il n'y a pas soixante ans, il était beau d'avoir l'air maladif ; les épaules tombantes et une atrophie générale étaient des marques de distinction. Actuellement on admet qu'un homme sain et de force moyenne doit avoir un squelette osseux solide, symétrique et sans déviation ; des muscles bien développés et apparents sous la peau, mais pas trop ; la poitrine large et bien ouverte ; enfin, le ventre peu volumineux et à parois musclées.

Pour obtenir ces résultats il suffit de faire des exercices variés, et surtout de ne pas se laisser envahir par la paresse, car le corps dégénère, les muscles s'atrophient, le dos se voûte, la poitrine se creuse et le ventre devient proéminent; la laideur, en un mot, survient, et la vigueur physique disparaît.

**La fatigue : lassitude, surmenage, forçage**. — L'étude de la physiologie des muscles nous a montré que la *fatigue* était due à une sorte d'intoxication causée par l'accumulation dans le sang de gaz carbonique et de produits toxiques provenant de la combustion des muscles. Nous avons vu également que si la circulation du sang était activée, ces matières toxiques étaient enlevées plus rapidement et la fatigue disparaissait plus vite : d'où l'utilité du *massage*, qui active la circulation.

La fatigue se manifeste d'abord par une sensation vague : nous avons de la peine à continuer notre travail, et pour agir il nous faut faire un effort. C'est qu'aucun travail physique ou intellectuel ne peut être prolongé au delà d'un certain temps sans être suivi de repos. Aussi le repos doit-il être réglé de façon que les pertes subies par l'organisme soient intégralement réparées. Au contraire, si la dépense continue avant que la réparation soit complète, la fatigue se fait sentir et peut aller depuis la courbature inoffensive jusqu'à la syncope mortelle.

Trois degrés sont à considérer dans la fatigue : la *lassitude*, le *surmenage* et le *forçage*.

1° La *lassitude* se ressent lorsqu'en se levant après quelques instants de repos au cours d'une longue marche, par exemple, on n'est plus aussi dispos : on est *las*, et un effort de volonté est nécessaire pour se remettre en route. Si cette lassitude est légère, elle disparaît avec une nuit de repos. Au contraire, si elle est trop intense, le sommeil est agité, et nous nous levons le matin encore las de la veille. Si nous continuons quand même notre travail, la lassitude augmente et nous arrivons au *surmenage*.

2° Le *surmenage* cause des troubles de nutrition, puisqu'il y a excès des dépenses sur les recettes. L'équilibre est rompu, l'organisme s'appauvrit et devient un terrain de culture favorable à l'éclosion des maladies. Il y a cependant une certaine tolérance de l'organisme, car les obligations de la vie imposent à la plupart des hommes un peu de surmenage. Heureusement des repos espacés permettent de rétablir l'équilibre, mais il vaudrait mieux ne pas arriver jusqu'au surmenage.

3° Le *forçage*, qui est la fatigue poussée à l'extrême, est atteint lorsqu'on continue le travail étant surmené. La mort peut alors survenir. Ainsi un animal *forcé* à la course tombe et meurt sur place, et la chair d'un tel animal ne doit pas être consommée, tellement elle contient de toxines.

**L'entraînement.** — La résistance à la fatigue peut s'acquérir par l'éducation. On peut apprendre à ne pas gaspiller ses forces, à régulariser ses mouvements, et cela par des exercices méthodiques et gradués : c'est ce qu'on appelle l'*entraînement*.

On peut alors accomplir presque sans fatigue un travail considérable. C'est par l'entraînement que les ascensionnistes gravissent pendant des journées entières des pentes abruptes, et cela d'un pas calme et régulier, tandis que des touristes non entraînés et dont la marche est rapide et saccadée se fatiguent vite.

L'entraînement exige l'application rigoureuse des règles de l'hygiène. Ses effets sont excellents : la poitrine se dilate et la respiration devient plus active ; la circulation se fait si bien que les contusions ne produisent pas d'ecchymose, et qu'un coup de poing formidable ne laisse pas de trace sur la peau.

Un entraînement bien conduit permet d'améliorer un être débilité soit par les conditions de l'existence, soit par l'hérédité, et de faire d'individus souffreteux des hommes vigoureux et bien équilibrés. Mais il faut éviter de pousser l'entraînement trop loin, comme le font certains jeunes gens pour satisfaire la vanité de détenir un record et qui, en réalité, arrêteront leur développement et débiliteront leur organisme.

**L'exercice et l'éducation des mouvements.** — L'exercice est utile non seulement parce qu'il active la circulation du sang et par suite la nutrition des organes, mais aussi parce qu'il fait l'éducation des mouvements.

L'Homme *non exercé* se reconnaît à la maladresse et au manque de sûreté de ses mouvements ; quand il marche, court ou saute, il fait des contractions inutiles ; il ne sait pas économiser ses forces : aussi est-il peu résistant à la fatigue.

L'Homme *exercé*, au contraire, se reconnaît à la précision et à la sûreté de ses mouvements ; sa démarche et ses allures sont assurées et rapides ; il est résistant à la fatigue parce qu'il est maître de ses organes et qu'il ne dépense que le nécessaire.

**La fatigue nerveuse et le surmenage.** — Les centres nerveux, comme tous les organes, s'épuisent par le travail : d'où la nécessité du repos, du sommeil, qui est un arrêt dans les fonctions de relation. On a d'ailleurs montré que l'insomnie altère les cellules nerveuses : elles se ratatinent, tandis que le repos les répare et les remet en état. Les centres nerveux sont, en effet, sensibles à l'altération du sang. Aussi dès que le sang n'est plus suffisamment nutritif, des troubles surviennent ; et si le sang contient des toxines, comme il s'en produit dans la fatigue musculaire, le cerveau souffre et la folie peut même se déclarer, ainsi que cela a été observé plusieurs fois dans des concours athlétiques.

Il faut donc par des exercices modérés activer la circulation et par suite assurer une meilleure nutrition au cerveau. C'est ce qui explique pourquoi les personnes sédentaires sont facilement énervées et irritables. L'enfant qui ne joue pas non seulement perd ses forces mais a mauvais caractère ; au contraire, l'exercice au grand air prévient et combat l'énervement.

La fatigue musculaire est toujours accompagnée de fatigue nerveuse, mais il peut y avoir fatigue nerveuse sans fatigue musculaire. Elle est alors causée par des travaux intellectuels trop prolongés, par des préoccupations trop nombreuses. Le savant, l'artiste, l'inventeur éprouvent souvent cette fatigue, qui est particulièrement pénible et qui use le corps plus encore que la fatigue physique. Elle peut être combattue par un exercice musculaire modéré, qui, en activant la circulation, entraînera plus vite les résidus du travail cérébral qui intoxiquent le cerveau.

Si robuste que l'on soit, on ne peut toujours dépenser : on doit s'arrêter à temps pour éviter le *surmenage*. Sinon on arrive à cet épuisement nerveux qu'on appelle la *neurasthénie*, dont les moindres maux sont le défaut d'énergie et l'inégalité d'humeur, mais dont les désordres en s'accentuant causent les maladies de la volonté, détruisent le caractère et font disparaître la personnalité.

C'est surtout chez les enfants que l'on doit éviter tout ce qui peut amener une surexcitation des centres nerveux, si nous voulons leur donner et leur conserver leur vigueur physique. Gardons-les surtout des émotions violentes, tristes ou gaies, car les unes et les autres sont déprimantes. Incitons-les pourtant à la joie, car elle aide à entretenir la santé en poussant au mouvement et à la bienveillance ; elle donne un sentiment de force et de vigueur. La tristesse, au contraire, tue l'activité. Le joyeux est robuste et sain. Le neurasthénique ne connaît que la tristesse. La joie correspond à un mouvement d'expansion organique, à une aisance des fonctions et à un accroissement de vitalité. « Le premier précepte des traités d'hygiène, dit M. Tarde, devrait être : soyons gais. »

**Éducation des sens et travail manuel.** – Les renseignements qui nous sont donnés par nos sens servant de base à nos jugements, il importe qu'ils soient conformes à la réalité et que nous nous exercions à les percevoir nettement. Nous devons donc chercher à améliorer le fonctionnement des organes des sens par l'*éducation*. L'éducation des sens est donc utile, car, sans elle, notre connaissance de la nature serait vague et incertaine.

Ainsi chez le nouveau-né les sensations sont confuses, tandis qu'elles se précisent et s'affinent à mesure que l'éducation fait son œuvre. Au début de la vie nous avons la sensation du bruit ou du silence, de la lumière ou de l'obscurité. Plus tard, nous saisissons les hauteurs et les timbres des sons, les diverses couleurs et même les nuances de la même couleur. En somme, nous apprenons à écouter et à voir. Le perfectionnement des sens, ainsi que nous allons le montrer, exige des exercices méthodiques et progressifs.

Le *toucher* se spécialise dans la main, et le meilleur moyen de faire l'éducation de la main est le travail manuel. Les instruments de musique et le maniement d'outils délicats sont favorables aussi à l'affinement de la main. Par l'exercice continu du toucher l'aveugle, par exemple, arrive à acquérir une habileté extraordinaire qui lui permet d'apprécier des rugosités imperceptibles pour d'autres.

Par l'exercice le *goût* et l'*odorat* s'affinent beaucoup. C'est ainsi, par exemple, que certains dégustateurs arrivent à déterminer d'une façon précise la nature, l'origine et l'âge des vins. L'usage du tabac et l'abus des mets épicés détruisent la délicatesse du goût ; de même la finesse de l'odorat est émoussée par les parfums trop concentrés.

Quant à l'*ouïe*, l'attention est nécessaire pour la perfectionner. Sans elle la sensation s'émousse, ce qui explique pourquoi un bruit continu finit par ne plus être entendu. On connaît l'exemple du meunier qui se réveille quand son moulin s'arrête.

L'éducation de la *vue* est encore plus nécessaire que celle des autres sens, car les erreurs d'optique sont nombreuses et l'exercice seul est capable de les rectifier. Ainsi faute d'exercice nous avons perdu la faculté de voir dans une obscurité relative : il nous faut un éclairage intense, ce qui a fait diminuer notre *acuité visuelle*, c'est-à-dire notre sensibilité à la lumière. De même par une mauvaise éducation de l'œil nous perdons la faculté d'accommodation. La tête penchée sur notre livre, nous nous habituons à regarder de trop près ; nous ne savons plus accommoder pour de grandes distances, nous devenons myopes. Il est donc utile d'habituer l'œil à regarder des objets éloignés. Aussi la myopie est-elle peu connue chez les marins et les habitants des campagnes ; elle est fréquente au contraire chez les personnes qui lisent beaucoup. Le dessin est d'une grande utilité pour l'éducation de l'œil ; de même certains jeux comme la balle, le tir, l'escrime, etc.

Le meilleur exercice pour l'éducation des sens est assurément le *travail manuel*. Non seulement il donne à la main et à l'œil plus d'habileté, mais il est un repos pour l'esprit ; de plus, il établit le lien entre l'idée et la réalité, entre le cerveau qui conçoit et la main qui exécute. Placé au début de l'éducation, il ne peut donner que d'excellents résultats. Voici, d'ailleurs, le vœu par lequel le Conseil supérieur de l'Instruction publique avait demandé l'organisation du travail manuel dans les lycées et collèges :

« Considérant que l'adresse du corps et la finesse des sens ne sont pas des objets négligeables dans une éducation vraiment complète ;

Que non seulement ces qualités ont une importance pratique de premier ordre dans la vie et dans nombre de professions, même libérales ; mais que, d'après de nombreuses observations psychologiques précises, elles vont de pair avec le développement de l'intelligence ;

Qu'en effet, les travaux manuels exercent les facultés d'observation, d'imagination et d'invention, de combinaison et de réflexion ;

Que, plus particulièrement, ils familiarisent l'esprit avec nombre de lois géométriques, mécaniques ou physiques élémentaires... ;

Que, indépendamment de ces différents avantages pratiques ou intellectuels, il n'est peut-être pas sans quelque intérêt moral de prémunir les jeunes gens, par la pratique du travail manuel, contre des préjugés encore trop répandus, qui le déconsidèrent au profit trop exclusif de la vie purement intellectuelle, etc.,

Les soussignés émettent le vœu que l'Administration veuille bien étudier, favoriser et provoquer l'organisation d'ateliers de travail manuel. »

« Je régarde le travail manuel, dit M. Liard, comme une excellente école et je ne puis me persuader qu'on ne sera pas un homme bien élevé parce qu'on saura dresser une planche ou ajuster une serrure. Enfin, il me paraît que le contact de bons ouvriers et leur respect des choses concrètes, serait un excellent préservatif contre les paradoxes et les quintescences d'abstraction que produit souvent l'abus de l'éducation intellectuelle. »

En résumé, les exercices physiques variés, les jeux au grand air, le travail manuel, les excursions et les voyages, rendront les plus grands services dans l'éducation des jeunes gens en développant chez eux les qualités les plus propres à assurer le succès dans la vie : l'esprit d'initiative et de création.

## RÉSUMÉ

**Hygiène de la peau.** — Pour que l'excrétion de la sueur se fasse bien, il faut veiller à la *propreté de la peau* et éviter les *parasites*.

1° Propreté de la peau. — Elle s'obtient par les *bains* et les *ablutions*.

Les *bains* sont *chauds* ou *froids*. Le bain chaud est le bain de propreté ; le bain froid ne nettoie pas aussi bien, mais il a l'avantage d'activer la circulation et de régulariser les fonctions nerveuses.

Les *ablutions froides* sont de simples *lotions* ou des *douches*. Les lotions n'agissent que par la température de l'eau ; elles donnent de bons résultats. Les douches agissent par la température de l'eau et par sa force de projection.

Certaines parties de l'organisme, comme la bouche, les mains, les pieds, exigent des soins particuliers.

2° Parasites de la peau. — Les uns sont des *animaux*, comme le Sarcopte de la *gale*, le Pou, la Puce, etc. ; les autres sont des *végétaux*, Algues ou Champignons, qui causent des maladies de la peau et du cuir chevelu, en particulier, les *teignes*. Ces dernières sont contagieuses, mais la *pelade* ne l'est pas.

**Hygiène du vêtement.** — Le vêtement a un double rôle : 1° protéger le corps contre les poussières et les germes de l'air ; 2° préserver le corps contre les intempéries.

Pour abriter l'organisme contre la chaleur et contre le froid, il faut des vêtements mauvais conducteurs de la chaleur : la *laine* offre cet avantage plus que le *coton*, qui est préférable à la *toile*.

La *couleur* a aussi une importance : les vêtements blancs absorbent moins de chaleur que les autres ; les vêtements noirs sont, au contraire, plus chauds.

Les vêtements ne doivent être ni trop amples, ni trop étroits.

La *coiffure* doit préserver du froid et du soleil, mais elle doit être légère.

La *chaussure* doit être souple et large.

Le *lit* doit être préservé de toute cause d'insalubrité. Il doit être de préférence métallique. Les matelas de plumes doivent être rejetés.

**Exercices physiques.** — Les *exercices physiques* sont nécessaires au développement des organes et à leur bon fonctionnement.

Ils agissent sur le développement du squelette, qui est arrêté s'ils sont excessifs. Une taille trop petite est un signe de dégénérescence ; mais une taille trop élevée n'est pas une preuve de vigueur.

Les *mauvaises attitudes habituelles*, de même que les *attitudes professionnelles*, causent des déformations du squelette.

Les exercices physiques développent les muscles. Pour maintenir une harmonie dans la forme des muscles, il faut les exercer tous, c'est pourquoi les exercices spéciaux sont mauvais, tandis que la gymnastique générale est utile.

La *fatigue* causée par une intoxication présente trois degrés : *lassitude, surmenage* et *forçage*.

La résistance à la fatigue peut s'obtenir par l'*entraînement*.

La *fatigue nerveuse* est produite par un excès de travail physique ou de travail intellectuel. L'épuisement nerveux cause la *neurasthénie*.

L'*éducation des sens* se fait par les exercices physiques et le travail manuel.

---

## CHAPITRE VI

# LES MALADIES CONTAGIEUSES

**Causes des maladies contagieuses : les microbes.** — Les maladies contagieuses sont des maladies que l'on peut contracter par le contact avec un malade, ou par le séjour dans la chambre d'un malade ou dans son voisinage. Ces maladies ont joué un grand rôle dans l'histoire de l'humanité : la *peste* dans l'antiquité, la *lèpre* au moyen âge, la *variole* au XVIIIe siècle, le *choléra* au XIXe siècle, et la *tuberculose* à notre époque.

Les immortelles découvertes de Pasteur et de ses élèves ont montré que les maladies contagieuses sont dues à des parasites infiniment petits qui se développent dans l'organisme et qui peuvent transmettre les maladies en passant d'un individu malade chez un individu sain. Ces parasites sont les plus petits des êtres vivants, d'où leur nom vulgaire de *microbes*. Ce sont ordinairement des végétaux formés d'une seule cellule et appartenant au groupe des Algues. Ils se présentent sous des formes diverses, dont les principales sont : les *Microcoques* (*fig.* 39, A), qui sont des cellules arrondies ; les *Bactéries* (*fig.* 39, B), qui sont ovoïdes ; les *Bacilles* (*fig.* 39, C), qui sont allongés en bâtonnet ; les *Vibrions* (*fig.* 39, D), qui sont recourbés, et les *Spirilles* (*fig.* 39, E), qui sont enroulés en spirale.

Chaque maladie contagieuse a son parasite particulier, qui se distingue par des caractères spéciaux comme la maladie se distingue elle-même de toutes les autres. Nous ne connaissons pas encore les microbes de toutes les maladies contagieuses, mais nous connaissons la plupart d'entre eux.

Nous avons vu, par les expériences de Pasteur, combien ces êtres microscopiques sont abondants dans l'air, dans l'eau

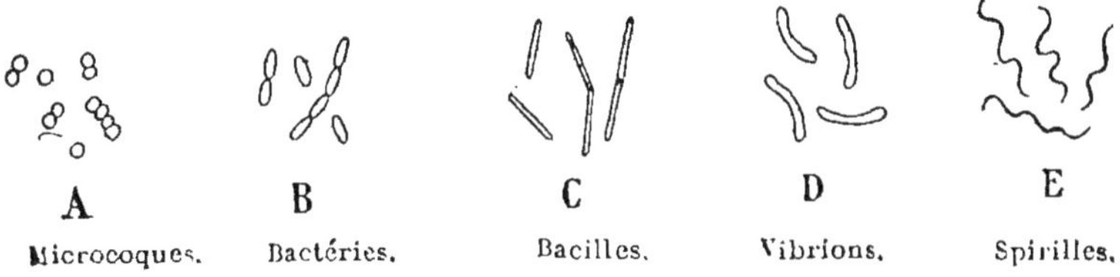


Fig. 39. — Principales formes de microbes.

et dans les aliments. Ajoutons qu'on a réussi non seulement à les isoler en les cultivant dans des milieux nutritifs appropriés, mais à rendre l'Homme et les animaux réfractaires aux attaques de quelques-uns d'entre eux. Les résultats des découvertes de Pasteur causèrent une véritable révolution dans la médecine et surtout dans la chirurgie. « La médecine, jusqu'ici, était l'art de guérir les maladies ; grâce à Pasteur, c'est l'art de les prévenir. » Aussi peut-on dire, à juste titre, que Pasteur fut un grand bienfaiteur de l'humanité.

**Inoculation des maladies contagieuses. Principales voies de transmission.** — C'est le sang qui est ordinairement le véhicule des microbes dans l'organisme; et c'est la pénétration de ces germes dans le sang qu'on appelle *inoculation*. Puisque l'appareil circulatoire est complètement clos. l'inoculation ne peut se faire que par une brèche faite soit dans les voies *digestives* et *respiratoires*, soit dans la *peau*.

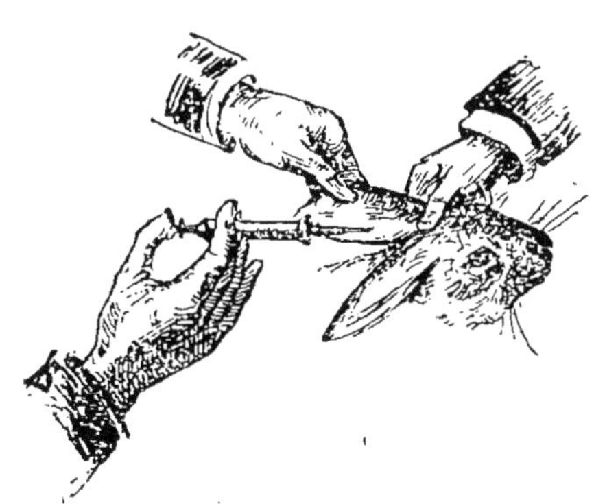

Fig. 40 — Inoculation d'une maladie à un animal.

Dans les laboratoires, on transmet la maladie d'un animal malade à un animal sain en injectant, à l'aide d'une petite seringue, le sang du premier sous la peau du second (*fig.* 40).

Nous ne connaissons pas toujours d'une façon certaine le mode de passage des microbes de l'individu malade à l'individu sain, mais nous avons pourtant sur chaque maladie des renseignements suffisants pour établir un traitement préventif.

Si le microbe pénètre dans le sang par les voies digestives, c'est qu'il provient des aliments ou de l'eau ; s'il pénètre par les voies respiratoires, c'est qu'il est contenu dans l'air. C'est ce qui explique pourquoi on dit que la contagion de telle maladie se fait *par l'eau* ou *par l'air*.

Pour bien comprendre ce qu'est une maladie contagieuse et saisir le mécanisme de la contagion, le mieux est d'étudier une maladie typique, le *charbon*, par exemple. Nous décrirons ensuite avec plus de profit les *principales maladies contagieuses* et nous indiquerons enfin les moyens à employer *pour s'en préserver*.

## § 1. — Étude d'une maladie contagieuse. Le charbon.

**Le microbe est la cause de la maladie.** — Le *charbon* ou *sang de rate* est une maladie qui s'attaque aux animaux domestiques, au Bœuf et au Cheval, et particulièrement au Mouton ; il peut même atteindre l'Homme, pour lequel il est mortel. Cette maladie, jusqu'aux découvertes de Pasteur, faisait les plus grands ravages dans les troupeaux et causait aux agriculteurs de la Brie et de la Beauce des pertes immenses.

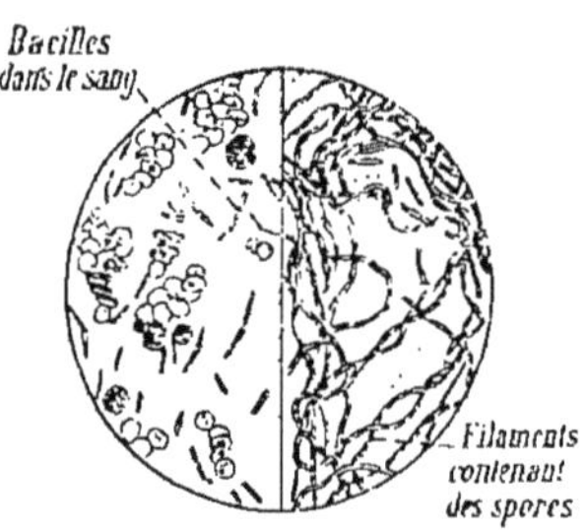

Fig. 41. — Bacilles et spores du charbon (grossis environ 1200 fois).

Un Mouton atteint du Charbon succombe au bout de quelques heures et son sang est noir et visqueux. Si l'on prend une goutte de ce sang et qu'on l'examine au microscope, on voit qu'il présente de nombreux globules agglutinés et déformés, et au milieu d'eux de nombreux petits bâtonnets qui sont la cause de la maladie et qui sont les *Bacilles du charbon* (*fig.* 41).

Pasteur a montré par l'expérience que ces microbes étaient bien la cause de la maladie en inoculant celle-ci à un Mouton sain. Pour cela il prenait quelques gouttes de sang d'un Mouton mort du charbon et il l'injectait sous la peau d'un Mouton sain. En 24 heures, le Mouton inoculé succombait, et son sang examiné au microscope montrait une quantité innombrable de Bacilles. Le Bacille était donc bien la cause de la maladie. Démontrons maintenant qu'il est aussi la cause de la contagion en passant d'un animal malade à un animal sain.

**Le microbe est la cause de la contagion.** — Pour bien comprendre le mécanisme de la contagion, il suffit de rappeler les expériences de Pasteur. Ce savant réussit à cultiver le Bacille dans un milieu nutritif, du bouillon par exemple. Il déposait dans ce bouillon une gouttelette de sang charbonneux, puis il fermait le vase contenant ce bouillon et il le portait dans une étuve à la température de 35°. Dès le lendemain un trouble apparaissait dans le bouillon, et si l'on en faisait l'examen microscopique on voyait que ce trouble était dû à l'enchevêtrement de filaments formés de Bacilles placés bout à bout (*fig.* 41) et non plus isolés comme dans le sang de l'animal malade. De plus on observe dans ces filaments des petits corps ronds ou *spores* qui vont jouer le principal rôle dans la contagion. Ces spores, en effet, sont très résistantes : elles restent intactes jusqu'à 120°, tandis que les Bacilles sont tués à 60°. Elles peuvent se conserver plusieurs années, échappant aux causes habituelles de destruction et attendant le moment favorable à leur développement.

Avec ce bouillon de culture ne contenant que des spores, Pasteur arrosa de la Luzerne mélangée de quelques Chardons ; puis il la fit manger à des Moutons. Quelques heures après, un certain nombre de ces animaux succombèrent avec les signes ordinaires du charbon, et leur sang examiné montra de nombreux Bacilles. Les piquants des Chardons mélangés à la Luzerne avaient été comme autant de petits stylets qui avaient inoculé la maladie, en faisant passer à travers les parois du tube digestif les spores qui, trouvant un milieu favorable, s'étaient transformées en petits bâtonnets. Ceux-ci se multipliant en nombre infini dans le sang des Moutons tuèrent rapidement ces animaux.

C'est donc la spore qui est l'agent de la contagion, et, dans la nature, voici comment se fait le passage de ce germe d'un animal à un autre. Lorsqu'un animal meurt du charbon, le sang qui sort par ses naseaux va souiller le sol. Ce sang contient des Bacilles qui donnent au contact de l'air des spores, lesquelles vont se répandre sur l'herbe, conservant leur vitalité et attendant le moment propice pour se développer. Qu'un Mouton sain vienne à brouter cette herbe, il avalera les spores qui germeront dans son sang et s'y multiplieront si vite que l'animal sera tué en quelques heures. C'est de cette façon que le charbon se répand avec une rapidité terrifiante : il suffit d'un animal charbonneux pour décimer un troupeau en quelques heures.

Depuis longtemps on avait remarqué que les troupeaux ne pouvaient paître dans certains champs sans être ravagés immédiatement par le charbon. Aussi ces endroits avaient-ils reçu le nom de *champs maudits*. La vérité est que de nombreuses années auparavant des cadavres de Moutons charbonneux y avaient été enfouis et avaient souillé le sol autour d'eux en ensemençant les Bacilles du charbon, qui avaient produit alors des spores. Celles-ci avaient été ramenées de la profondeur du sol à la surface par des Vers de terre qui les avaient avalées, puis rejetées avec les petits tortillons de terre que ces animaux déposent à la surface du sol après la rosée du matin ou une petite pluie. La pluie et le vent intervenaient ensuite pour disséminer les spores sur l'herbe, et il suffisait que les Moutons vinssent manger cette herbe pour contracter la maladie et succomber.

Pour éviter ces accidents il a suffi, au lieu d'enfouir les cadavres dans les champs, de les brûler ou de les traiter par une solution de sulfate de cuivre à 1 pour 100. Du même coup les « champs maudits » ont disparu.

**Réceptivité et immunité. Vaccination.** — On avait remarqué depuis longtemps qu'un animal qui guérissait d'une attaque de charbon était à l'abri de toute rechute : le charbon ne récidive pas. D'autre part, Pasteur avait observé que les Vaches inoculées avec le charbon ne meurent pas toujours, et qu'elles résistent ensuite aux inoculations les plus actives. Ces animaux devenus réfractaires à la maladie sont *vaccinés*.

Pasteur eut alors l'idée de préparer du *vaccin* de la façon suivante : il prit une culture de Bacilles qu'il soumit pendant 8 jours au moins à une température de 42°. Dans ces conditions les Bacilles ne sécrètent plus de toxine et ne produisent plus de spores. Ils ont donc perdu de leur activité et même de leur virulence, car, inoculés aux animaux, ils ne leur causent qu'une simple indisposition et les préservent désormais de toute atteinte de la maladie. Le *vaccin* du charbon était trouvé. Pasteur en fit le premier essai dans une expérience célèbre qui eut lieu à Pouilly-le-Fort, près de Melun, et dont les résultats furent merveilleux : tous les Moutons vaccinés résistèrent à l'inoculation du sang charbonneux, tandis que tous les Moutons non vaccinés périrent au bout du troisième jour. L'application de cette vaccination a fait presque disparaître la mortalité par le charbon ; elle se réduit, en effet, à 1 pour 100 des individus vaccinés. Mais l'*immunité*, c'est-à-dire la propriété qu'a l'animal vacciné d'être réfractaire à la maladie, n'est pas indéfinie : elle disparaît au bout d'un an ou deux.

La maladie du charbon est la première affection microbienne que l'Homme soit parvenu à maîtriser.

Enfin, Pasteur montra que certains animaux résistent mieux que d'autres aux inoculations charbonneuses : par exemple, le Cheval et le Bœuf résistent mieux que le Mouton, car la plupart guérissent quand on leur inocule le charbon ; les Moutons d'Algérie sont même complètement réfractaires aux inoculations les plus meurtrières pour les Moutons indigènes. C'est que leur sang n'est pas un terrain de culture favorable au Bacille : on dit que leur *réceptivité* est moindre.

La température de l'organisme a aussi de l'influence sur sa réceptivité. Ainsi une Poule, dans les conditions ordinaires, sa température étant de 40°, est réfractaire à l'inoculation du charbon ; elle le contracte, au contraire, si on abaisse sa température à 35° en la plaçant dans l'eau froide.

En résumé, pour contracter une maladie contagieuse, il faut deux conditions : 1° la pénétration du *microbe* dans le sang ; 2° l'aptitude plus ou moins grande de l'individu à nourrir le microbe, c'est-à-dire la *réceptivité*. Or, cette réceptivité varie avec les espèces et les individus, ce qui explique pourquoi la même maladie peut revêtir les formes les plus variées. Ce que nous venons d'étudier nous montre que nous devons, pour échapper à la maladie, travailler à augmenter le plus possible la *résistance de l'organisme* à l'invasion du microbe. Tel doit être le but de l'hygiène.

## § 2. — Principales maladies contagieuses.

A cause de leur mode particulier de transmission nous étudierons d'abord la *diphtérie*, maladie à propos de laquelle nous indiquerons une nouvelle méthode préservatrice connue sous le nom de *sérothérapie*, puis la *malaria* et autres maladies transmises par les insectes, enfin les *fièvres éruptives* (variole, rougeole, scarlatine) et les maladies transmises par les déjections humaines et les crachats (fièvre typhoïde, choléra, tuberculose).

**La diphtérie et la sérothérapie.** — La diphtérie est une maladie qui s'attaque surtout aux enfants, bien que les adultes n'en soient pas exempts. Elle se présente sous deux aspects : à l'état d'*angine couenneuse* lorsque des membranes blanchâtres ou *fausses membranes* se développent dans le pharynx ; à l'état de *croup* lorsque ces fausses membranes tapissent le larynx et même la trachée-artère. Dans les deux cas les fausses membranes peuvent obstruer les voies respiratoires et produire l'asphyxie par manque d'air. Ces fausses membranes sont dues à des colonies de Bacilles agglomérées par une matière albumineuse que sécrète la muqueuse malade.

A cette cause d'asphyxie s'ajoute un accident encore plus grave : le Bacille, cause de la maladie, sécrète une *toxine* qui passe dans le sang et par suite dans tout l'organisme où elle paralyse les muscles de la respiration, ce qui produit de l'étouffement et finalement la mort.

Le rôle du microbe et de sa toxine est mis en évidence par l'expérience suivante : on cultive le microbe dans du bouillon ; il va sécréter son poison, et au bout de quelques jours on filtre le bouillon sur de la porcelaine de façon à séparer complètement les microbes de la dissolution de toxine ; puis on inocule à un animal sain cette dissolution dépourvue de microbes et l'on voit apparaître les symptômes généraux de la dipthérie, mais les fausses membranes n'apparaissent pas. On peut donc conclure : 1° que les fausses membranes sont dues au *microbe* lui-même ; 2° que l'empoisonnement de l'organisme, cause de la paralysie et de la mort, est dû à la *toxine* que sécrète ce microbe.

En chauffant la toxine à 70°, on atténue sa virulence, car, inoculée à un animal, elle ne produit qu'une indisposition et met désormais l'animal à l'abri de la diphtérie. On a donc là un vaccin préventif analogue à celui du charbon.

Les docteurs Roux et Behring ont trouvé le moyen de guérir les malades atteints de la diphtérie. Pour cela ils inoculent à un Cheval une certaine quantité de toxine atténuée comme nous venons de le dire, puis progressivement des quantités plus fortes. On choisit le Cheval de préférence parce qu'il offre une grande résistance au poison diphtérique. Au bout de deux mois l'immunité du Cheval est complète ; on le saigne à la veine jugulaire ; on recueille le sang et on le fait coaguler à l'abri de l'air pour en extraire le *sérum* qui contient le remède. Ce sérum, en effet, inoculé à un malade diphtérique, fait baisser la température, facilite la respiration et détache les membranes.

On explique cette action du sérum en disant que les cellules de l'organisme, pour résister à la toxine de la maladie, ont sécrété une sorte de contre-poison, une *antitoxine*, qui se dissout dans le sang. De sorte que c'est le sérum sanguin qui constitue le vaccin ; d'où le nom de *sérothérapie* donné à cette méthode, qu'on a appliquée à d'autres maladies, comme la peste, la fièvre typhoïde, le tétanos, etc.

Le sérum antidiphtérique est préparé à l'Institut Pasteur de Paris et dans les établissements semblables. Tous les 20 jours environ un Cheval en traitement peut fournir 2 litres de sang dont le sérum est mis dans des tubes d'une contenance de 20 centimètres cubes environ.

La diphtérie est très contagieuse. Aussi importe-t-il d'isoler le malade et de désinfecter tous les objets placés dans son voisinage. Quand la maladie entre dans une famille, il est prudent de faire aux membres de cette famille des *inoculations préventives* de 5 à 10 centimètres cubes de sérum, qui empêcheront l'éclosion de la maladie, mais cette immunité ne dure que 3 semaines environ.

Il faut savoir enfin que les germes de la diphtérie conservent pendant longtemps leur virulence, n'attendant qu'une occasion favorable pour faire de nouvelles victimes. D'où la nécessité d'opérer une désinfection méticuleuse dans le milieu où la diphtérie a passé.

**Maladies transmises par des Insectes : malaria, peste, fièvre jaune, etc.** — Un bon exemple de maladie contractée par inoculation à travers la peau est celui de la *malaria*.

**La malaria.** — Elle est encore appelée *fièvre paludéenne* ou *fièvre intermittente*. Elle est due à un parasite animal appartenant au groupe des Protozoaires et qui est de dimension microscopique, car il se développe à l'intérieur même des globules rouges du sang. C'est surtout dans les régions tropicales et marécageuses que cette maladie fait le plus de victimes, malgré le sulfate de quinine qui en est le remède spécifique.

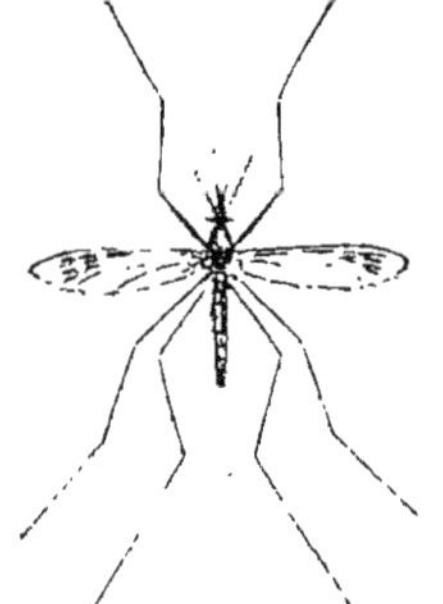

Fig. 42. — Moustique.

On a cru pendant longtemps qu'elle était due au « mauvais air » que l'on respirait. On sait aujourd'hui que le coupable est le Moustique (*fig.* 42), qui transmet le parasite en suçant le sang d'un malade atteint de malaria et en l'inoculant ensuite, par sa piqûre, à une personne saine.

Les deux expériences suivantes, faites par M. le professeur Manson, de Londres, sont bien démonstratives à cet égard :

1° On prit dans les environs de Rome, où la malaria est si fréquente, des Moustiques nourris sur le corps de malades atteints de cette fièvre ; puis on les enferma dans des cages de mousseline qu'on expédia à Londres. Là, on plaça une des cages sur le bras d'un sujet sain ; les Moustiques piquèrent, et quelques jours après cette personne éprouvait des accès de fièvre et son sang contenait le parasite caractéristique. Donc, l'agent de transmission est bien le Moustique.

2° Cinq personnes vinrent s'installer dans une cabane placée en pleine campagne romaine, un des endroits les plus fiévreux que l'on connaisse. Cette cabane avait ses ouvertures garnies de toile métallique fine pour empêcher les Moustiques de pénétrer. Pendant le jour, les expérimentateurs sortaient de leur cabane ; mais avant le coucher du soleil, ils rentraient dans leur habitation et s'y enfermaient jusqu'au lever du soleil. C'est que les Moustiques ne piquent que pendant la nuit. Les expérimentateurs respiraient pourtant « le mauvais air », mais ils étaient à l'abri des Moustiques ; aussi pendant leur séjour, qui dura cinq mois, n'eurent-ils pas le moindre accès de fièvre, alors que tous leurs

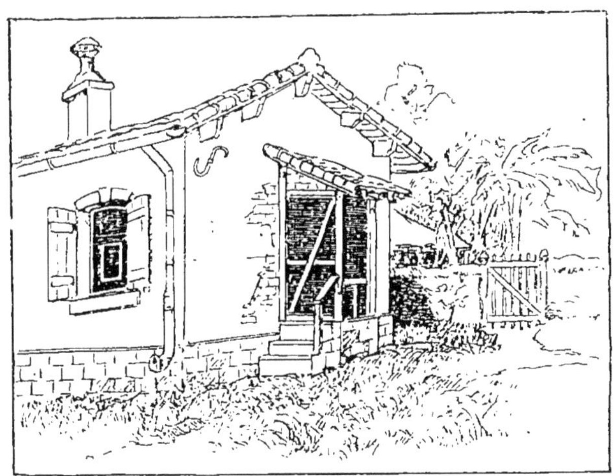

Fig. 43. — Maison à l'abri des Moustiques.

voisins, qui ne prenaient pas les mêmes précautions, furent malades. Donc, il est possible, en se mettant à l'abri de la piqûre des Moustiques (*fig.* 43), de ne pas contracter la maladie, malgré un séjour prolongé dans un pays ravagé par la malaria.

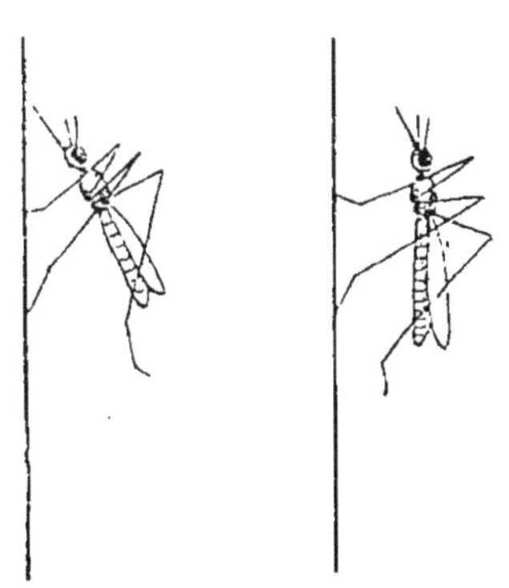

Fig. 44. — Anophèle le long d'une vitre.

Fig. 45. — Cousin le long d'une vitre.

Le Moustique qui transmet la malaria n'est pas le même que le *Cousin* de nos pays (*fig.* 42). Celui-ci pique dans le jour, alors que le premier, l'*Anophèle*, pique pendant la nuit. Leur façon de se tenir contre une paroi plane (*fig.* 44-45) permet de les distinguer. Les larves de ces Insectes vivent dans les eaux stagnantes des mares et des étangs. De temps en temps elles viennent respirer à la surface, et là encore elles se tiennent différemment.

La lutte contre le paludisme est donc bien indiquée Il

faut : 1° se mettre à l'abri des piqûres de Moustiques, en ne sortant pas la nuit, en fermant les ouvertures avec une toile métallique et en entourant son lit d'une *moustiquaire*, c'est-à-dire d'un rideau de gaze fine ; 2° faire disparaître les eaux stagnantes où se reproduisent ces Insectes. On peut aussi tuer les larves en versant à la surface de l'eau une mince couche de pétrole.

Ce qu'il importe surtout c'est de supprimer les nappes d'eau stagnantes dans le voisinage des habitations. Sans eau, pas de Moustique, et sans Moustique, pas de fièvre. On a constaté que le Moustique était casanier, il ne s'éloigne guère de l'endroit où il est né ; aussi un village placé à 1 000 mètres d'une mare est-il en toute sûreté. Ce qu'il faut éviter encore c'est de laisser dans le voisinage des habitations des récipients (bouteilles brisées, boîtes de conserves vides, bidons vides, etc.), qui servent d'abri aux larves de Moustiques.

Un bon exemple de ce qui peut être fait dans nos colonies nous est donné par la Havane, où quelques mois d'une hygiène intelligente ont suffi à faire disparaître la malaria et la fièvre jaune.

Enfin, remarquons que les Moustiques, qui peuvent aussi propager la *fièvre jaune*, ne sont pas les seuls Insectes capables d'inoculer les maladies contagieuses. Les Punaises peuvent transmettre la tuberculose, la peste. Les Puces transportent la *peste* du Rat à l'Homme : d'où la nécessité de détruire les Rats et les Puces dans les navires qui viennent d'Orient, ce que l'on fait à l'aide de l'acide sulfureux. La Mouche Tse-Tse (*fig.* 46) cause de véritables ravages dans les troupeaux du Sud-Africain. C'est aussi une Mouche voisine de cette dernière qui transmet la *maladie du sommeil*, laquelle fait de nombreuses victimes parmi les Nègres africains : le malade atteint de ce mal s'endort à toute heure, il essaye de réagir, mais la somnolence s'accentue, le sommeil devient complet et le sujet passe ainsi à la mort. Cette maladie paraît due à un Protozoaire, le *Trypanosome*, qui se développe dans le liquide céphalo-rachidien et qui serait introduit dans le sang par une Mouche voisine de la Tse-Tse.

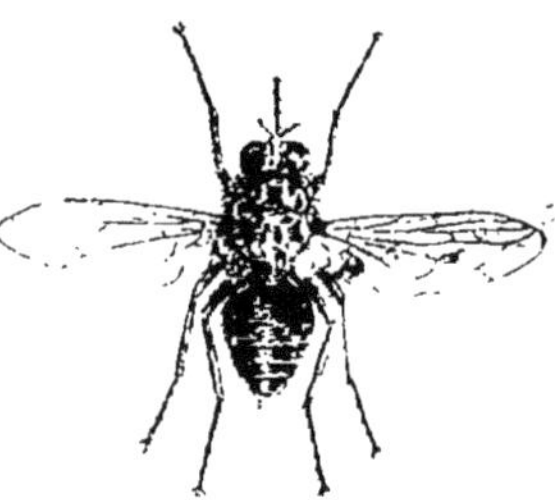
Fig. 46.— Mouche Tse-Tse.

Les Mouches de nos pays, elles-mêmes, ne sont pas toujours inoffensives, car elles peuvent transporter les germes du charbon, de la tuberculose, de la septicémie, etc.

L'hygiène nous recommande donc de faire la guerre aux Insectes et de les détruire partout où ils se trouvent.

**Fièvres éruptives : variole, rougeole, scarlatine.** — Les fièvres éruptives sont caractérisées par l'apparition de boutons ou de rougeurs à la surface de la peau.

**La variole.** — La variole ou *petite vérole* est une maladie très contagieuse et très grave. Elle est caractérisée par l'apparition, sur toutes les parties du corps, de petits boutons qui, bientôt, vont s'emplir d'un liquide qui se trouble puis se dessèche en formant une croûte. Les croûtes tombent et laissent souvent, surtout sur la face, des cicatrices imparfaites qui marquent le malade pour toute sa vie. Ceci est dû à l'action de la lumière dont les rayons bleus et violets arrêtent le travail de la cicatrisation : aussi, dans les hôpitaux, évite-t-on cet accident en plaçant les varioleux dans des salles dont les vitres sont de couleur rouge.

C'est par les boutons et surtout par les croûtes desséchées qui tombent que se fait la contagion. Un varioleux est donc dangereux tant qu'il est en éruption, et même quand il est en convalescence, tout le temps qu'il porte des croûtes. Il semble bien établi que la *contagion directe* par le malade, les linges et les objets contaminés, est très fréquente. L'isolement du malade jusqu'à la chute complète des croûtes (environ 40 jours) et la désinfection des objets suspects s'imposent donc.

La *contagion indirecte* par l'air n'est pas bien démontrée, mais dans le doute on admet que les hôpitaux d'isolement des varioleux doivent être à une certaine distance des centres de population.

Un fait important, connu depuis longtemps, c'est qu'on n'a jamais deux fois la variole : une première atteinte met à l'abri d'une seconde ; l'organisme est comme vacciné.

*Vaccination et revaccination*. — On connaît depuis plus de cent ans un moyen efficace de se préserver de la variole : c'est la *vaccination*.

Vers la fin du XVIIIe siècle on avait observé que les personnes qui trayaient les vaches atteintes de *cow-pox*, c'est-à-dire d'une éruption siégeant sur le pis, s'inoculaient parfois cette maladie, mais qu'ensuite elles étaient préservées de la variole humaine. C'est alors qu'en 1796, le médecin anglais Jenner eut l'idée d'inoculer au bras un enfant de 8 ans avec le liquide des boutons que portait sur la main une paysanne qui avait contracté le cow-pox en trayant une vache atteinte de cette maladie ; l'enfant eut une éruption de boutons à l'endroit inoculé et c'est ensuite que Jenner eut l'idée de génie d'inoculer cet enfant avec le contenu de boutons de variole humaine : deux tentatives échouèrent. Jenner avait donc démontré que la *vaccination,* comme on appela cette inoculation, conférait l'immunité contre la variole.

Depuis cette époque la vaccine a fait ses preuves ; partout où elle est appliquée *obligatoirement*, la variole a presque disparu. Ainsi pendant la guerre franco-allemande (1870-1871), l'épidémie de variole qui sévissait à cette époque fit plus de 100 000 victimes en France dont 24 000 pour l'armée alors que sur les 1 200 000 soldats allemands vaccinés ou revaccinés qui entrèrent en France, 314 seulement moururent de la variole. Autre exemple : en 1901, à Berlin, où les vaccinations sont obligatoires, il n'y a eu qu'un décès par variole, alors qu'à Paris on en a compté 400.

Notons que pour garder l'immunité contre la variole, il ne suffit pas d'avoir été vacciné, il faut encore se faire *revacciner*. Ainsi l'immunité conférée à l'enfant par sa première vaccination ne paraît pas dépasser dix ans, et il est donc utile de pratiquer des revaccinations. Aussi la nouvelle loi sanitaire française de 1902 prescrit-elle la vaccination dans les premiers temps de la vie et des revaccinations à 11 ans et à 21 ans.

La vaccination se fait suivant deux procédés :

1° la *vaccination jennérienne* ou de *bras à bras*, qui consiste à prendre le vaccin dans les boutons vaccinaux d'un enfant préalablement inoculé avec du cow-pox, et a inoculer d'autres personnes avec ce produit. L'inoculation se fait par une incision pratiquée sur le bras avec un bistouri rendu aseptique et dont la pointe porte une petite quantité de vaccin. Ce procédé donne de bons résultats, mais on peut lui reprocher de pouvoir transmettre à l'enfant que l'on vaccine une maladie contagieuse existant chez l'enfant qui porte le vaccin. Avec le second procédé on évite ce danger ;

2° la *vaccination animale*, qui consiste à prendre directement le vaccin sur les boutons de cow-pox d'une génisse vigoureuse. Il importe aussi de veiller à ce que cet animal soit sain, afin d'éviter la transmission des germes de certaines maladies, en particulier de la tuberculose.

Les Instituts de vaccine, qui existent dans tous les pays, livrent le vaccin dans des tubes capillaires où il se conserve pendant un certain temps.

**La rougeole.** — C'est une maladie des plus contagieuses; aussi est-il peu de personnes qui y échappent et c'est surtout au jeune enfant qu'elle s'attaque. On admet qu'on n'a pas deux fois la rougeole, mais ce n'est pas une règle absolue.

On distingue dans cette maladie deux périodes : dans la *première*, qui dure 4 ou 5 jours, l'enfant a les yeux qui pleurent et il éternue, tousse et a de la fièvre ; dans la *seconde*, la peau se couvre de petites taches rouges.

Le malade atteint de rougeole peut communiquer sa maladie depuis le début jusqu'à la fin de l'éruption, ce qui représente environ 25 jours.

Sans doute la rougeole n'est pas une grave affection, mais elle débilite l'organisme, et nous devons faire notre possible pour l'éviter, car elle peut se compliquer d'autres maladies.

**La scarlatine.** — Elle est moins fréquente, mais plus dangereuse que la rougeole. Elle se manifeste ordinairement par un violent mal de gorge, puis par une éruption en nappes rouges, de teinte foncée et uniforme, qui couvre toute la peau. L'éruption terminée, l'épiderme tombe sous forme d'écailles et même de larges plaques, aux mains et aux pieds.

C'est par ces lambeaux desséchés qui contiennent les germes de la maladie que semble se faire la contagion. Aussi le scarlatineux est-il dangereux pendant sa maladie, et surtout pendant sa convalescence tant que son épiderme se desquame. Il doit être isolé pendant une période d'environ six semaines et ne doit sortir qu'après une désinfection complète (bains antiseptiques). La désinfection des objets contaminés s'impose.

**Maladies transmises par les déjections humaines et les crachats : fièvre typhoïde, choléra, tuberculose.** — La *fièvre typhoïde* et le *choléra* se transmettent par les déjections humaines, et la *tuberculose* surtout par les crachats.

**La fièvre typhoïde.** — Nous avons vu (page 9) que l'eau était le véhicule des germes de cette maladie et nous avons montré comment cette eau pouvait être contaminée. Qu'il nous suffise d'ajouter que la fièvre typhoïde se prend non seulement par l'eau contenant le microbe de cette maladie, mais par le contact direct avec le malade, en souillant ses doigts par les matières fécales qui imprègnent le linge, et en portant ses doigts souillés ou mal lavés sur des aliments que l'on introduira dans le tube digestif. La désinfection des locaux et des objets contaminés est de toute nécessité. Les mesures hygiéniques prises depuis quelques années ont donné, en particulier dans l'armée, d'excellents résultats.

**Le choléra.** — Le choléra est une maladie exotique. Il existe à l'état endémique dans les Indes et ne sévit en Europe qu'accidentellement par grandes épidémies. C'est ainsi qu'en France l'épidémie de 1853 fit 143 000 victimes. Le choléra nous est apporté en Europe par voie de mer, par les bateaux qui touchent les ports infectés et y embarquent des passagers déjà malades ou des marchandises infectées. D'où la nécessité des *quarantaines*, pendant lesquelles les navires sont tenus en observation. Nous avons indiqué (page 10) les précautions à prendre pour éviter d'introduire dans le tube digestif le microbe du choléra. Il est certain que nos habitudes d'hygiène atténueraient beaucoup une épidémie de choléra qui atteindrait notre pays.

**La tuberculose.** — La tuberculose est la plus répandue des maladies contagieuses. Elle fait chaque année, en France, environ 150 000 victimes, c'est-à-dire davantage que la plus meurtrière des épidémies de choléra. Elle atteint la plupart des êtres vivants et elle est de tous les pays. Ainsi sur 10 000 habitants, elle en tue, chaque année :

| | | | |
|---|---|---|---|
| En Russie. . . . . | 40 | En Suisse. . . . . | 20 |
| Autriche . . . . | 36 | Hollande. . . . | 18 |
| France . . . . | 30 | Belgique. . . . | 17 |
| Allemagne . . . | 22 | Angleterre . . . | 13 |

Notons que si la France est encore parmi les pays qui payent le plus lourd tribut à la tuberculose, il est encourageant de dire que, depuis 1895, on constate une légère diminution dans le nombre des décès tuberculeux, sans doute à cause de la diffusion plus grande des notions d'hygiène. Il est à remarquer, en effet, que cette maladie est surtout répandue dans les grandes agglomérations et dans les quartiers où l'hygiène générale est le plus défectueuse.

La tuberculose est causée par un microbe (*fig.* 47) qui se trouve en abondance dans les crachats et dans le mucus nasal des tuberculeux et qui envahit ordinairement les poumons en provoquant la formation de lésions particulières appelées *tubercules*. L'expression ordinairement employée pour désigner la tuberculose pulmonaire est *phtisie*, ce qui veut dire *consomption*; et c'est bien là le caractère de la maladie, car le malade atteint de phtisie perd de ses forces, maigrit d'une façon progressive, se consume et finit par s'éteindre d'épuisement.

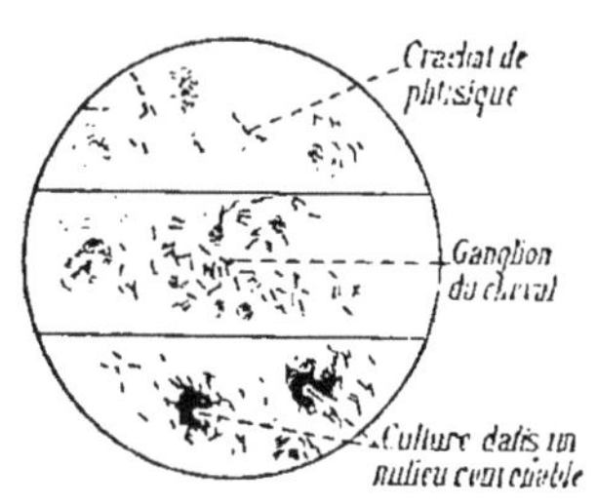


Fig. 47. — Microbe de la tuberculose dans divers milieux.

*La tuberculose est très contagieuse* : elle est par conséquent évitable. Elle ne paraît pas héréditaire, c'est-à-dire qu'un enfant ne naît pas tuberculeux, il le devient. Elle est curable, ainsi que le montrent les observations de nombreux médecins. C'est ainsi qu'à l'hospice de Bicêtre plus des $\frac{6}{10}$ des vieillards présentent, à l'autopsie, des lésions tuberculeuses des poumons parfaitement guéries, cicatrisées. « A la Morgue, dit le Dr Brouardel, lorsqu'un individu est âgé de plus de 30 ans, et qu'il a séjourné quelques années à Paris, je trouve des lésions tuberculeuses anciennes cicatrisées dans les poumons de la moitié des sujets. » La tuberculose est donc guérissable, mais à la condition qu'elle soit prise à temps.

Les premiers symptômes de cette maladie ne sont pas caractérisés par une dépression, mais bien par un excès de nutrition. Les combustions, en effet, sont plus actives, ainsi que le prouve une plus grande excrétion de gaz carbonique et de phosphates. La quantité d'oxygène consommée peut être double de la quantité normale. C'est pendant cette phase que les Bacilles se multiplient et répandent dans l'organisme leurs toxines, qui exercent une action excitante.

C'est sur ce tuberculeux naissant que l'on doit agir, pour le sauver, par des mesures d'hygiène énergiques que nous allons indiquer.

La *contagion* de la tuberculose se fait ordinairement de la façon suivante : les crachats des phtisiques rejetés sur le sol ou sur des linges se dessèchent, et les particules desséchées, riches en microbes, se mêlent aux poussières, sont soulevées par le vent ou par le balayage à sec et peuvent pénétrer dans les poumons. On peut donc contracter la tuberculose dans la rue, mais c'est surtout dans les locaux habités par les tuberculeux que se fait la contagion. Celle-ci se fait d'autant mieux que le Bacille de la tuberculose est d'une résistance extrême : un crachat desséché conserve sa virulence pendant plus de dix mois. Ce fait montre la nécessité qu'il y a de ne jamais cracher sur le sol, ni dans les omnibus, wagons, etc. Le crachoir de poche (*fig.* 48) représente donc un bon moyen de supprimer la dissémination des microbes ; malheureusement il est d'un emploi peu pratique. Quant au mouchoir de poche, il devra être enfermé dans un sac lorsqu'il sera sale, et désinfecté avant toute manipulation. Les crachoirs d'appartement (*fig.* 49) devront contenir des liquides antiseptiques (sulfate de cuivre, lysol) ou de la sciure de bois humectée de ces liquides.

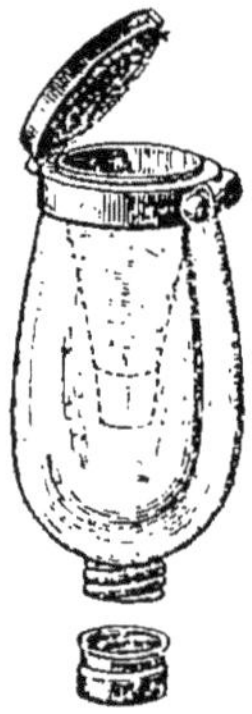

Fig. 48. — Crachoir de poche dont la disposition permet un nettoyage facile.

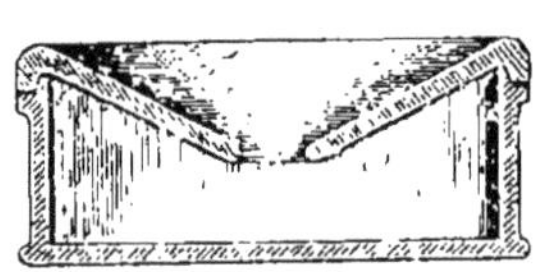

Fig. 49. — Crachoir d'appartement.

On peut encore contracter la tuberculose par le voisinage des tuberculeux qui, en parlant, en toussant, en éternuant, projettent dans l'air des gouttelettes de salive, chargées de microbes. Ces germes sont disséminés à plus de 7 mètres de distance dans toutes les directions et à plus de 2 mètres de hauteur ; ils finissent par retomber sur le plancher, mais ils peuvent rester une heure en suspension dans l'air.

Les objets ayant appartenu à des tuberculeux peuvent aussi transmettre la tuberculose. Aussi les écoliers devront-ils éviter de porter leurs crayons à la bouche, de tourner les pages des cahiers ou des livres avec les doigts humectés de salive : c'est malpropre et dangereux. Il faut aussi éviter de porter à la bouche des pièces de monnaie, qui sont toujours recouvertes de microbes ; les pièces d'or sont les plus riches en microbes, et les pièces d'argent les plus pauvres. Enfin, les livres ayant appartenu à des tuberculeux sont aussi des agents de transmission de la tuberculose. Il est évident qu'un phtisique, courbé sur un livre pendant des heures, peut infecter les pages du livre rien que par sa toux. Il est donc prudent de désinfecter les vieux livres.

Les dangers de contamination par les aliments (viande et lait) ont été étudiés plus haut (page 74) à propos des parasites contenus dans les aliments.

Fort heureusement, il ne suffit pas d'être exposé au germe de la tuberculose pour prendre cette maladie ; il faut aussi une prédisposition personnelle, une *réceptivité* particulière. Ainsi il est certain que le *surmenage,* le *séjour dans les grandes villes* où l'air et la lumière font défaut, l'*alcoolisme,* sont des conditions qui favorisent le développement de la tuberculose.

Enfin la création de *sanatoriums* permet de lutter contre cette redoutable maladie, et cette lutte est devenue aujourd'hui un problème social. Pour que le sanatorium rende de réels services, il ne doit pas être un hospice destiné à recevoir les phtisiques, à la dernière période, sur lesquels toute intervention est inutile ; il doit être une maison où l'on apprend au malade à se soigner, afin qu'après sa sortie il puisse achever sa guérison par une hygiène appropriée et cesser — instruit qu'il est des précautions à prendre — d'être un danger pour son entourage. Les Allemands ont un mot heureux pour désigner ces établissements : *Heilstätten*, c'est-à-dire *Instituts de guérison*.

## § 3. — Moyens de se préserver des maladies contagieuses.

Nous avons vu que pour contracter une maladie contagieuse, il ne suffit pas de recevoir le germe, il faut encore que ce dernier trouve un terrain favorable à son développement. Ces deux conditions étant nécessaires, il suffit d'en supprimer une pour empêcher l'éclosion de la maladie. Il nous faut donc ou bien *détruire les germes*, ou bien *augmenter la résistance de l'organisme*.

Pour détruire les germes, il y a la *vaccination* et la *désinfection*. Nous avons dit ce qu'était la vaccination pour quelques maladies ; elle n'existe malheureusement pas encore pour toutes. Il nous reste à étudier la désinfection.

**La désinfection. Antiseptiques, chaleur, lumière.** — La *désinfection* consiste dans la destruction des microbes. Il existe des désinfectants chimiques appelés *antiseptiques*, et des désinfectants physiques, comme la *chaleur* et la *lumière*.

1° **Antiseptiques**. — Nous indiquerons seulement les antiseptiques les plus communément employés dans la désinfection du linge, des objets usuels, des crachats et des selles, des locaux, etc.

a). *Désinfection du linge.* — Le procédé le plus pratique est la lessive. L'eau de Javel est aussi un bon désinfectant, même à faible dose.

b). *Désinfection des mains et des objets usuels.* — Elle se fait ordinairement à l'aide de solutions antiseptiques, comme le sublimé, le phénol, le lysol, le crésyl, l'acide borique, etc.

Le *sublimé* ou *bichlorure de mercure*, en solution à 1 pour 1000, est un excellent antiseptique, inodore, mais très toxique. De plus, au contact des matières albuminoïdes, il donne des corps insolubles qui suspendent son pouvoir désinfectant. Ainsi l'on ne saurait l'utiliser pour désinfecter les crachats.

L'*acide phénique* ou *phénol* s'emploie aussi en solution étendue (5 pour 100). Il a été un des premiers désinfectants employés en chirurgie. Il a aussi l'inconvénient d'être toxique, mais son odeur le fait facilement reconnaître.

L'*acide borique* a un pouvoir antiseptique très faible, mais il n'a pas l'inconvénient d'être toxique, comme les précédents.

Enfin, les *savons blancs* de Marseille ont un pouvoir antiseptique très marqué.

c). *Désinfection des crachats et des selles.* — Elle se fait surtout par le *sulfate de cuivre*, en solution à 5 pour 100, qui donne d'excellents résultats et qui a l'avantage d'être d'un prix très modique.

*d*). *Désinfection des locaux.* — On lave les murs et les planchers avec de la lessive et du sublimé. Pour désinfecter l'air et les murs tapissés on se sert de *pulvérisateurs* (*fig.* 50) à l'aide desquels des liquides antiseptiques sont pulvérisés en fines gouttelettes dans l'air et contre les murs.

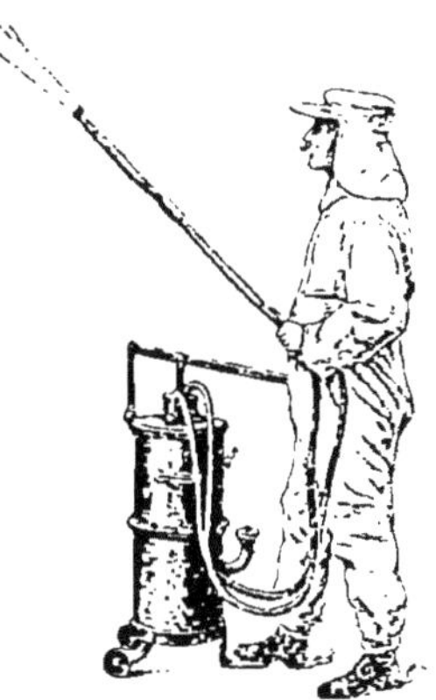

Fig. 50. — Pulvérisateur à désinfection.

On emploie aussi l'*acide sulfureux*, qui est un désinfectant fort ancien et dont l'emploi a précédé les découvertes de Pasteur. Il donne d'ailleurs de bons résultats. On dispose au milieu de la pièce à désinfecter une cuvette de sable, dans laquelle on met de la fleur de soufre (30 grammes par mètre cube d'espace à désinfecter) ; on enflamme et on se retire en ayant soin de bien fermer toutes les ouvertures. Au bout de quatre heures la désinfection est terminée.

Depuis quelques années on emploie beaucoup l'*aldéhyde formique* ou *formol*, soit en arrosant les planchers avec une solution à 1 pour 100, soit en vaporisant sous pression une dissolution de ce produit.

Le *chlore* gazeux ou mieux encore les vapeurs de l'*eau de Javel* ordinaire donnent aussi de bons résultats, de même que le *lait de chaux*, dont l'emploi est très commode.

En somme, il est difficile d'établir une liste des antiseptiques suivant leur puissance microbicide. Il n'y a pas d'antiseptique « bon à tout faire » ; en réalité, il faudrait pour chaque désinfection chercher l'antiseptique spécifique du microbe à combattre.

2° **La chaleur.** — De tous les désinfectants, la chaleur est certainement le meilleur. Détruire à la flamme tous les objets souillés qui peuvent porter les microbes est le moyen le plus sûr, mais il est souvent trop radical.

Aussi l'on se contente ordinairement de plonger les objets à désinfecter dans l'eau bouillante. Mais certains microbes résistent à la température de 100°. C'est pour cela que l'on a construit de grandes étuves à vapeur humide sous pression (*fig.* 51) où la température atteint facilement 115 et 120°. On peut de cette façon désinfecter en même temps un grand nombre d'objets, comme les vêtements, les matelas et la literie en général. Aucun microbe ne résiste à la

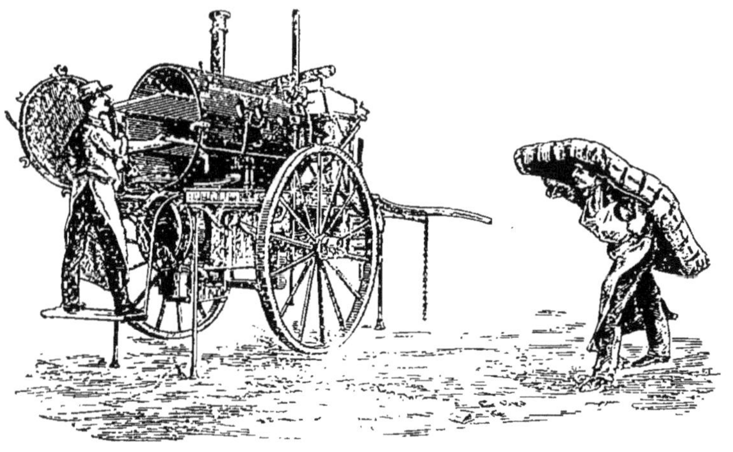

Fig. 51. — Étuve à désinfection.

vapeur humide sous pression à 115°, maintenue pendant 15 minutes. La désinfection est donc parfaite.

3° La lumière. — On sait depuis longtemps que la lumière a la propriété de hâter la guérison de certaines plaies. On sait aussi l'heureuse action de la lumière dans l'assainissement des appartements. Mais ce n'est que depuis quelques années que l'on a déterminé d'une façon précise l'action de la lumière sur les principaux microbes. Certains microbes qui vivraient trois ans à la lumière diffuse sont tués en quelques jours et même en quelques heures à la lumière solaire. Le microbe de la fièvre typhoïde, par exemple, est tué en deux heures par une insolation directe ; il vit des semaines dans une pièce obscure.

Lorsque les microbes ne sont pas tués par les radiations solaires, leur virulence est au moins atténuée. On a même pu de cette façon préparer des sortes de *vaccins*.

Dans ces dernières années on a appliqué avec succès l'action des radiations lumineuses dans le traitement de certaines maladies microbiennes, le *lupus*, en particulier.

**Pansement d'une plaie. Antisepsie et asepsie. —** Une *plaie* est une brèche faite à l'organisme et par laquelle peuvent s'introduire les microbes, qui sont partout autour de nous, dans l'air et sur les objets. C'est un grave danger que l'on peut éviter en faisant un *pansement* tel que nous allons l'indiquer. Nous laisserons de côté le danger de l'*hémorragie*, qui est du domaine de la médecine. Nous dirons seulement qu'en attendant l'arrivée du médecin, il faut essayer d'arrêter l'hémorragie en comprimant le membre au-dessus de la plaie, soit avec les mains, soit avec un lien quelconque.

Quant au pansement, on doit s'apprêter à le faire en se lavant les mains au savon et à la brosse, puis avec une solution antiseptique, du sublimé par exemple. Puis on verse sur la plaie de l'eau tiède qui a bouilli, qui est par conséquent stérilisée. Sur la plaie on étend ensuite un linge fin, un mouchoir propre qui a séjourné quelques minutes dans l'eau bouillante. Puis quelque temps après on remplace le linge mouillé par un linge propre, sec, chaud, ou de préférence de la gaze stérilisée. Enfin, on recouvre le tout d'un peu d'ouate hydrophile et d'une bande peu serrée.

Il est intéressant de remarquer que la méthode de pansement moderne d'une plaie a passé par deux stades : l'*antisepsie* et l'*asepsie*. A ses débuts la chirurgie moderne crut que les germes infectant les plaies étaient surtout apportés par l'air ; aussi le chirurgien anglais Lister basa sa technique sur l'emploi d'agents chimiques, comme l'acide phénique, qui devaient détruire les germes de l'air et ceux qui existaient à la surface des plaies. C'est pour cela qu'il n'opérait que sous une pulvérisation phéniquée : il faisait de l'*antisepsie*.

Pasteur pensa que cela ne suffisait pas, car en 1878, il disait à l'Académie de médecine : « Si j'avais l'honneur d'être chirurgien, pénétré comme je le suis des dangers auxquels exposent les germes des microbes répandus à la surface de tous les objets, particulièrement dans les hôpitaux, non seulement je ne me servirais que d'instruments d'une propreté parfaite, mais après avoir nettoyé mes mains avec le plus grand soin, je n'emploierais que de la charpie, des bandelettes, des éponges préalablement exposées dans un air porté a la température de 130 à 150° ; je n'emploierais jamais qu'une eau qui aurait subi la température de 110 à

120°. Tout cela est très pratique. De cette manière, je n'aurais à craindre que les germes en suspension dans l'air autour du lit du malade ; mais l'observation nous montre chaque jour que le nombre de ces germes est pour ainsi dire insignifiant à côté de ceux qui sont répandus dans les poussières, à la surface des objets ou dans les eaux communes les plus limpides. » Aujourd'hui la chirurgie se conforme aux idées de Pasteur : elle fait de l'*asepsie*. Elle n'emploie plus, dans la plupart des cas, d'antiseptiques chimiques pour laver les plaies ; elle se sert d'eau, de matières de pansement et d'instruments stérilisés par la chaleur ou par des agents chimiques. Les résultats obtenus justifient cette méthode.

**La résistance de l'organisme.** — Pour permettre à l'organisme de résister victorieusement à l'invasion du microbe, il faut augmenter les forces physiques et les forces morales. Tout ce qui affaiblit l'organisme, tout ce qui le met dans un état de misère physiologique, diminue ses moyens naturels de défense et favorise le développement de la maladie.

On a démontré expérimentalement que le *froid* et la *fatigue* diminuaient la résistance de l'organisme. C'est Pasteur qui, dans une expérience restée célèbre, a montré l'influence du *froid* : la Poule, à l'état normal, résiste au charbon ; mais elle succombe si on lui plonge les pattes dans l'eau après l'avoir inoculée. L'expérience suivante du docteur Charrin montre l'influence de la *fatigue* : il inocula deux séries de Rats avec la toxine du charbon ; une série est placée dans un tambour analogue à celui d'Ecureuil ; les Rats forcés de marcher font 2200 mètres à l'heure ; la mort survenait chez ces animaux fatigués dans un espace variant de 5 heures à 4 jours, tandis que les autres Rats ne succombaient qu'au bout de 7 à 9 jours.

Voici un exemple où sont rassemblées plusieurs causes qui diminuent la résistance de l'organisme à la maladie. Si en effet, la tuberculose se propage avec une effrayante facilité, c'est que les organismes modernes sont affaiblis par les causes suivantes : 1° le *surmenage*, c'est-à-dire travailler au delà de ses forces, s'épuiser en veilles, manger mal, respirer l'air vicié des usines et des ateliers, négliger la propreté corporelle ; 2° le *séjour dans la ville* avec ses rues sales et ses égouts insalubres, avec ses maisons sans air et sans soleil, souvent contaminées par la tuberculose et semblables à des tubes de culture dont la chair humaine constitue le milieu nutritif ; 3° l'*alcoolisme*, dont nous avons montré l'action néfaste sur l'organisme.

## RÉSUMÉ

Les immortelles découvertes de Pasteur ont montré que les *maladies contagieuses* étaient dues à des parasites infiniment petits qui se développent dans l'organisme et qui peuvent transmettre les maladies en passant d'un individu malade sur un individu sain.

L'*inoculation* est la pénétration des germes dans le sang. Elle peut se faire par les *voies digestives* (charbon), ou par les *voies respiratoires* (diphtérie) ou par la *peau* (malaria).

**Une maladie contagieuse : le charbon.** — Le *charbon* s'attaque surtout aux Moutons. Pasteur a montré que le microbe était bien *la cause de la maladie* en inoculant celle-ci à un Mouton sain, et qu'il était aussi *la cause de la contagion.*

Pour que les microbes se développent dans l'organisme, il faut que ce dernier soit un terrain favorable, qu'il présente, comme on dit, une certaine *réceptivité.*

On peut combattre préventivement cette maladie à l'aide du *vaccin* obtenu par une culture du Bacille maintenue à une température de 42° pendant 8 jours.

**Principales maladies contagieuses.** — Les principales sont :

La DIPHTÉRIE, qui se présente sous deux aspects : *angine couenneuse* et *croup.* Dans les deux cas des *fausses membranes* se développent qui obstruent les voies respiratoires, et de plus le Bacille sécrète une *toxine* qui produit une sorte de paralysie et arrête les mouvements respiratoires. On a découvert un *sérum* qui, injecté dans le sang d'un malade diphtérique, amène la guérison (*sérothérapie*). Ce sérum peut aussi agir préventivement.

La MALARIA OU FIÈVRE PALUDÉENNE, qui est due à un parasite animal qui se développe dans les globules rouges du malade. Elle est transmise par un Moustique, l'*Anophèle*, qui porte le parasite en suçant le sang d'un malade et en l'inoculant, par sa piqûre, à une personne saine. Pour lutter contre cette maladie, il faut : 1°

éviter les piqûres de Moustiques ; 2° faire disparaître les eaux stagnantes où se reproduisent les Insectes.

La VARIOLE, qui est très contagieuse. Le moyen de se préserver contre cette maladie se résume en deux mots : *vaccination* et *revaccinations*.

La vaccination se fait par deux procédés : la *vaccination jennérienne* ou *de bras à bras*, et la *vaccination animale*, qui est préférable.

La ROUGEOLE, qui est des plus contagieuses et qu'il est difficile d'éviter.

La SCARLATINE, qui est surtout contagieuse pendant la convalescence, à cause de la desquamation de la peau qui éparpille les germes autour du malade.

La FIÈVRE TYPHOÏDE, qui exige des soins méticuleux de propreté et de désinfection.

Le CHOLÉRA, contre lequel nous nous défendons par des mesures d'hygiène internationales.

La TUBERCULOSE, qui est la plus répandue des maladies contagieuses, et qui fait annuellement en France 150.000 victimes. Elle est due à un microbe, abondant dans les crachats des malades, et qui se développe ordinairement dans les poumons. On décrit souvent la tuberculose pulmonaire sous le nom de *phtisie*.

La tuberculose est *très contagieuse ;* elle n'est pas héréditaire et elle est *curable*. La contagion se fait surtout par les crachats des phtisiques, rejetés sur le sol ou sur les objets, et qui, en se desséchant, disséminent les microbes dans l'air.

**Moyens de se préserver des maladies contagieuses.** — Pour se préserver des maladies contagieuses, il faut ou *détruire les germes* ou *augmenter la résistance de l'organisme.*

C'est par la *désinfection* que l'on détruit les microbes. Elle peut se faire : 1° par les *antiseptiques,* qui doivent varier suivant le but que l'on veut atteindre (désinfection du linge, des mains, des crachats et des selles, des locaux, etc.) ; 2° par la *chaleur,* qui est le plus sûr des désinfectants ; 3° par la *lumière*, dont certaines radiations tuent les microbes.

Pour éviter certains accidents d'infection par les *plaies* il est nécessaire de faire un *pansement aseptique* : lavage à l'eau bouillie et protection de la plaie nettoyée par du linge propre aseptique et de l'ouate hydrophile.

La *résistance de l'organisme* s'obtient par une bonne hygiène et en évitant toutes les causes de dépression de l'organisme.

# CHAPITRE VII

# L'HABITATION

L'habitation a pour but de mettre l'homme à l'abri des intempéries, de l'isoler en quelque sorte du milieu extérieur. Mais pour qu'elle puisse rendre ce service sans danger pour l'homme, il est nécessaire qu'elle soit dans un état de propreté irréprochable, et pour cela il faut faciliter l'éloignement des détritus et des déjections, de tout ce que les hygiénistes désignent sous le nom de *nuisances*. Nous devrons donc étudier : 1° ce que doit être la *maison salubre* ; 2° comment on obtient l'*éloignement des nuisances*.

## § 1. — La maison salubre.

**Emplacement : situation, orientation.** — L'emplacement de l'habitation est souvent imposé par des conditions sociales bien plus que par des raisons hygiéniques.

*Situation.* — En principe, la maison doit être bâtie sur les hauteurs ou à mi-côte plutôt que dans les bas-fonds ; mais la réalité est que les hommes ont toujours recherché le voisinage des cours d'eau, et que s'ils ont parfois habité les hauteurs, c'était plutôt pour des raisons stratégiques.

Autant que possible aussi, elle doit être construite sur un terrain sec, perméable, et dont la nappe d'eau souterraine soit située à 5 mètres environ. Il faut éviter les terrains argileux, à cause des eaux qui ne peuvent s'écouler et qui constituent un réel danger.

*Orientation.* — Nous avons vu que la lumière favorisait la formation des globules du sang et assainissait les habitations en tuant les microbes. Il est donc bon que la maison reçoive la lumière directe du soleil au moins pendant une partie du jour. Aussi dans les pays tempérés l'orientation recherchée est celle de la méridienne, de façon que les deux façades tournées l'une vers l'est, et l'autre vers l'ouest, reçoivent les radiations solaires en quantité à peu près égale. Dans les villes le choix de l'orientation n'existe plus. On peut pourtant conseiller pour les rues nouvelles l'orientation méridienne, à cause des raisons que nous venons d'indiquer.

Les statistiques faites dans les grandes villes ont montré que la mortalité était moins grande dans les maisons exposées au Midi que dans celles qui regardent le Nord, à la condition toutefois que les pièces exposées au Midi soient celles où l'on vit le plus, les chambres à coucher par exemple. Souvent, en effet, l'appartement a sur le devant le salon et la salle à manger, c'est-à-dire les pièces d'apparat où l'on ne passe qu'un temps très court, alors que les chambres à coucher, où l'on séjourne le plus, sont sur une cour étroite peu éclairée. Aussi il est certain qu'un appartement au Nord dont les chambres à coucher sont au Midi, est plus sain qu'un appartement au Midi dont les chambres à coucher sont au Nord.

**Construction ; matériaux, hauteur, distribution.** — Les matériaux de construction dépendent évidemment de la nature géologique du pays ; pour des raisons économiques on choisit toujours les matériaux qui se trouvent à proximité. Quels que soient ces matériaux, ils doivent répondre à trois conditions principales :

1° être réfractaires à l'humidité ;

2° être mauvais conducteurs de la chaleur ;

3° être perméables à l'air.

Dans les maisons récemment construites, les matériaux, et surtout la chaux et le plâtre, sont nécessairement humides. D'où le danger d' « essuyer les plâtres », suivant l'expression vulgaire.

Le badigeonnage des murs à la chaux n'est pas beau, mais il a de grands avantages hygiéniques, et comme il est peu coûteux, il peut être fréquemment renouvelé.

Le plafond et les murs doivent présenter le moins d'anfractuosités possible : pas de rosaces, pas de moulures, où s'accumulent volontiers les microbes et les Insectes. Les murs seront peints à l'huile et vernis. C'est nu, mais c'est propre, et cela se lave facilement.

Les planchers doivent être imperméables ; ce qui est facilement obtenu par le ciment, les mosaïques, les carrelages sur ciment, etc. Quand on emploie le plancher de bois, il est utile de le rendre imperméable en faisant pénétrer à sa surface de l'encaustique, ou du coaltar, ou du goudron de houille.

Il est bon que la maison soit construite sur une cave bien maçonnée, afin d'éviter l'humidité du sol. Les chambres à coucher ne devront pas être au rez-de-chaussée, surtout si celui-ci repose directement sur le sol.

Quant à la hauteur des maisons, on pose en principe que, dans les villes, elle ne doit pas dépasser la largeur des rues ; ce qui, en réalité, n'existe que dans les grandes artères. La trop grande hauteur des maisons présente, en effet, de nombreux inconvénients, car la lumière et l'air pénètrent difficilement dans les étages inférieurs.

Enfin, la hauteur minima des appartements est fixée à 2m,70, ce qui est encore insuffisant pour assurer une bonne aération et un bon éclairage naturel.

**Aération.** — Rappelons que les principales causes de l'altération de l'air dans les habitations sont : la respiration des êtres vivants, l'éclairage et le chauffage, et enfin les foyers de fermentation. Cette dernière cause peut être facilement évitée par la propreté ordinaire, car il suffit d'éloigner les matières en décomposition. Quant aux autres causes, on atténue leurs effets par un cubage d'air suffisant et par une ventilation appropriée (voir page 16).

**Chauffage. — Son but.** — Le chauffage a pour but de nous aider à lutter contre le froid en maintenant dans nos habitations une température moyenne, ou tout au moins présentant de faibles écarts. On atteint ce but en cherchant non pas à chauffer l'air intérieur, mais à maintenir à une certaine température les parois des appartements.

La température la plus favorable à obtenir varie suivant les cas : dans un cabinet de travail, un salon, une salle à manger, où l'on reste immobile, la température de 16° est suffisante ; dans les ateliers où l'on s'agite, 10° suffisent. Quant aux chambres à coucher, le mieux est de supprimer tout chauffage, sauf quand les pièces sont humides ; dans ce cas un chauffage intermittent est utile. Les chambres de malades ne doivent pas être chauffées au-dessus de 18° ; il est même préférable de ne pas dépasser 16°.

**Ses dangers.** — Quel que soit le système de chauffage employé, il faut veiller à ce que les produits de la combustion ne vicient pas l'air. Parmi ces produits les plus importants sont : le gaz carbonique, l'oxyde de carbone, l'acide sulfureux et l'hydrogène sulfuré, ces deux derniers se formant surtout dans la combustion de la houille. Il est indispensable que la cheminée ait un bon tirage afin d'enlever tous ces gaz toxiques, parmi lesquels le plus dangereux est l'oxyde de carbone, ainsi que nous l'avons montré dans les leçons de physiologie.

Avec les cheminées à feu de bois, il n'y a aucun danger même quand la cheminée fume, car il arrive toujours assez d'air pour qu'il ne se produise pas d'oxyde de carbone et qu'il ne se dégage que du gaz carbonique, peu dangereux. Ce sont les poêles, et principalement les poêles à combustion lente, qui occasionnent les accidents. Nous reviendrons plus loin sur cette question.

**Appareils.** — Ils forment deux catégories, suivant que le chauffage est *local* ou *central*. Dans le chauffage local le foyer est placé dans la pièce à chauffer, tandis que dans le chauffage central la source de chaleur est placée en dehors du local à chauffer.

**I. Chauffage local.** — Il est encore le plus utilisé. Il se fait à l'aide de deux sortes d'appareils : les *cheminées* et les *poêles*.

*a). Cheminées.* — Une cheminée se compose d'un foyer ouvert, surmonté d'un conduit pour l'évacuation de la fumée et des produits de combustion. C'est l'appareil le plus simple ; c'est aussi celui qui assure le mieux la ventilation, car, si le *tirage* est bon, il détermine un appel d'air par tous les orifices. Le tirage est, en effet, la formation d'un courant d'air continu de bas en haut par suite de la dilatation des gaz par la chaleur. Non seulement ce courant d'air continu assure la ventilation, mais en traversant le foyer il active la combustion.

Ce mode de chauffage a un gros inconvénient : c'est qu'il est peu économique, car il ne donne que 6 pour 100 avec le bois et 12 pour 100 avec le coke, de la chaleur dégagée dans la combustion. De plus, la cheminée, ne chauffant que par rayonnement direct, n'assure pas une égale répartition de la chaleur dans la pièce.

On peut utiliser une plus grande partie de la chaleur produite et éviter les courants d'air froid, en amenant par un conduit A (*fig.* 52) l'air extérieur autour du foyer ; cet air

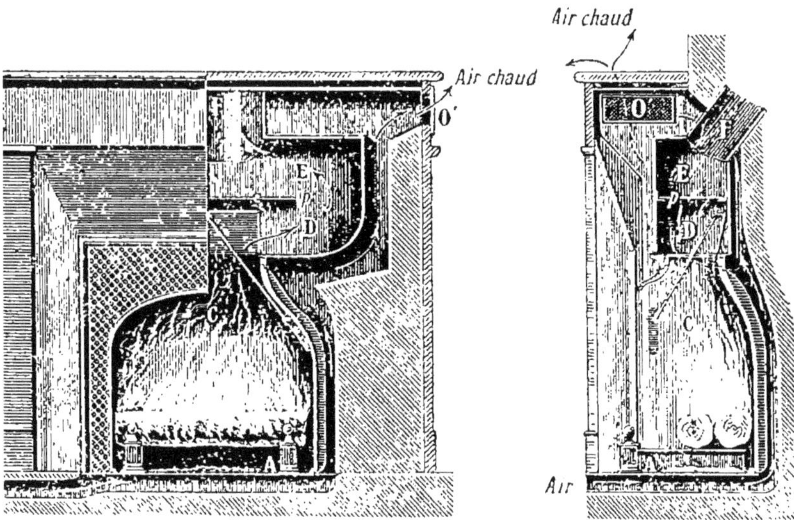


Fig. 52. — Cheminée à bouches de chaleur.

s'échauffe et sort par les bouches de chaleur OO' des deux côtés de la cheminée pour se répandre dans la chambre et remplacer l'air qui passe dans la cheminée.

*b*). *Poêles*. — Les poêles sont des appareils, ordinairement en fonte, dont le foyer est clos et que l'on peut disposer au milieu de la salle. L'air nécessaire à la combustion pénètre par un orifice inférieur et les produits de la combustion s'en vont à l'extérieur par des tuyaux.

La surface de rayonnement des poêles, surtout si l'on tient compte du développement des tuyaux, est considérable : aussi leur rendement calorique est-il supérieur à celui de la cheminée. Mais les poêles ont l'inconvénient de s'échauffer trop rapidement et de cesser brusquement de rayonner dès que le feu s'éteint. De plus, ils peuvent laisser dégager de l'oxyde de carbone, surtout si leurs parois sont rouges. Il est prudent de ne pas placer de clef sur le tuyau, car en la fermant on fait refluer les gaz de la combustion dans la chambre. Il est bon également de placer sur le poêle un récipient contenant quelques litres d'eau, afin d'éviter la trop grande sécheresse de l'air.

Les *poêles en faïence* ne laissent pas passer de gaz au travers de leurs parois, et de plus ils ont l'avantage de s'échauffer et de se refroidir lentement en donnant par suite une température plus régulière.

Quant aux *poêles à combustion lente* dont l'usage est malheureusement trop répandu, ce sont de merveilleux appareils à empoisonner, d'autant plus qu'ils sont construits pour pouvoir être transportés facilement d'une pièce dans l'autre. Le tirage est très réduit et, par suite, la combustion très ralentie parce qu'on oblige les gaz de la combustion à faire un long trajet avant de s'échapper dans la cheminée. Le gaz carbonique, qui se forme à la partie inférieure du foyer, se réduit en oxyde de carbone en traversant la colonne de charbon portée au rouge sombre. Il suffit alors d'un léger coup de vent pour refouler ce gaz toxique dans l'air de la chambre. Ou bien encore ce gaz peut, par des cheminées voisines ou par des fissures, causer des accidents dans des chambres voisines, même à des étages différents. Ces poêles sont très économiques, mais ils sont très dangereux ; aussi leur usage a-t-il été interdit dans tous les établissements publics.

Nous laisserons de côté les procédés de chauffage au gaz, à l'alcool et au pétrole, qui sont coûteux et parfois dangereux.

**II. Chauffage central.** — C'est le procédé employé quand il s'agit de chauffer les différentes pièces d'une maison, ou de grandes constructions (établissements d'instruction, hôpitaux, musées, etc.). On se sert, à cet effet, de *calorifères*, c'est-à dire d'appareils composés d'un foyer, placé dans la cave ou dans l'étage inférieur de la maison, et de tuyaux qui vont dans toutes les pièces porter ou de l'*air chaud*, ou de l'*eau chaude*, ou de la *vapeur*.

*a*). *Calorifères à air chaud.* — Ils servent ordinairement au chauffage des grands magasins, des théâtres, des salles d'assemblées. Ils sont de plus en plus abandonnés à cause des inconvénients qu'ils présentent au point de vue hygiénique. Dans ces appareils, l'air extérieur arrive par la partie inférieure D (*fig.* 53), s'échauffe en passant dans des tuyaux portés à une température élevée par le foyer central, puis il se rassemble à la partie supérieure dans une sorte de réservoir ; on le distribue ensuite dans les chambres, où il se déverse par des bouches de chaleur. Mais cet air est trop

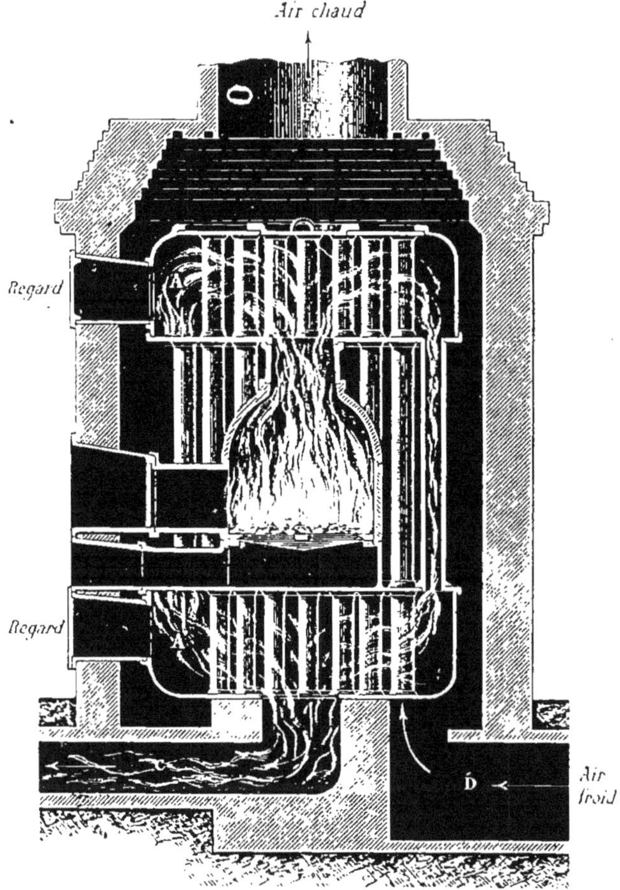


Fig. 53. — Calorifère à air chaud.

sec, souvent trop chaud, et de plus il entraîne avec lui les poussières des conduits qu'il a parcourus et dont il est impossible d'assurer la propreté.

b). *Calorifères à eau chaude*. — Ils sont utilisés dans les établissements de moyenne importance. Un calorifère à eau, chaude se compose d'une chaudière à foyer intérieur et d'où part un tube vertical *a* (*fig.* 54) qui vient déboucher dans un réservoir *v* placé en haut de la maison. De ce réservoir partent des tubes qui se rendent dans les pièces à chauffer où se trouvent des récipients *m, m', m''* en forme de poêles. Un tube *s* ramène l'eau à la partie inférieure de la chaudière. L'eau de la chaudière en s'échauffant devient moins dense et monte dans le vase *v*, puis redescend dans les salles, où elle abandonne une partie de sa chaleur, et, devenue plus lourde, elle descend à la chaudière, où elle se réchauffe de nouveau, et la circulation continue.

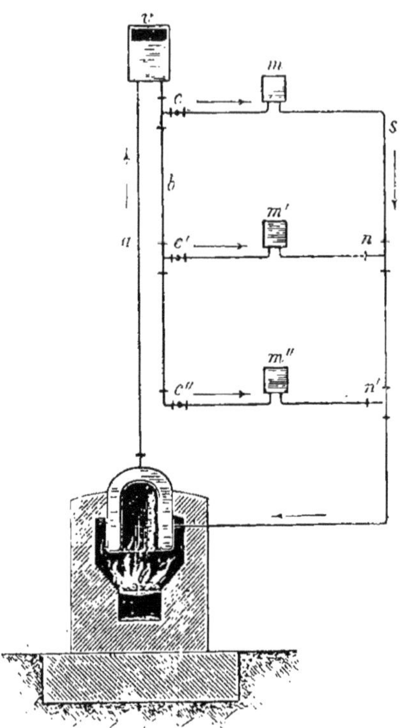

Fig. 54. — Schéma d'une installation de chauffage par l'eau chaude.

Cet appareil a des avantages : il donne une chaleur douce, constante et n'altère pas l'air ; il est économique. Mais il a l'inconvénient d'exiger une installation coûteuse et de ne chauffer et de ne refroidir que lentement. On ne peut donc l'employer quand on a besoin d'un chauffage rapide. De plus la pression énorme que les tuyaux ont parfois à supporter peut les faire éclater.

Le rendement de ces calorifères est considérable, car ils donnent jusqu'à 90 pour 100 de la chaleur du combustible.

*c*). *Calorifères à vapeur*. — Le chauffage à vapeur est employé dans les grandes installations, il permet de desservir des locaux éloignés et répartis sur de grandes surfaces C'est lui qui répond le mieux à toutes les exigences de l'hygiène.

L'appareil se compose : 1° d'une *chaudière*, qui produit la vapeur ; 2° d'une *canalisation*, qui amène la vapeur dans les chambres à chauffer et qui ramène à la chaudière l'eau provenant de la condensation de la vapeur, de sorte que l'eau sert indéfiniment ; c'est la chaleur dégagée par la vapeur en se condensant qui échauffe les tuyaux et l'air environnant ; 3° de *radiateurs*, qui ont pour but d'augmenter les surfaces chauffantes et qu'on dispose sur les tuyaux qui conduisent la vapeur ; ils ont des formes variées :

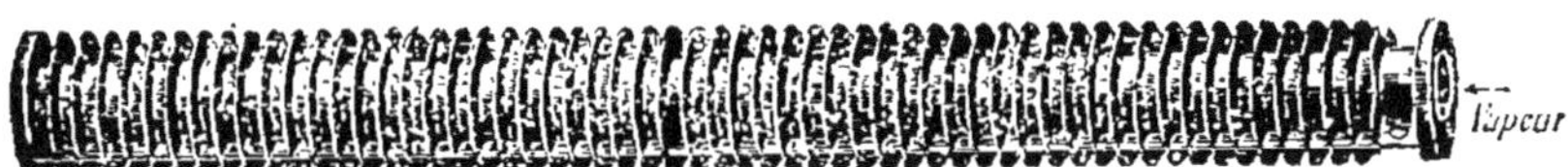


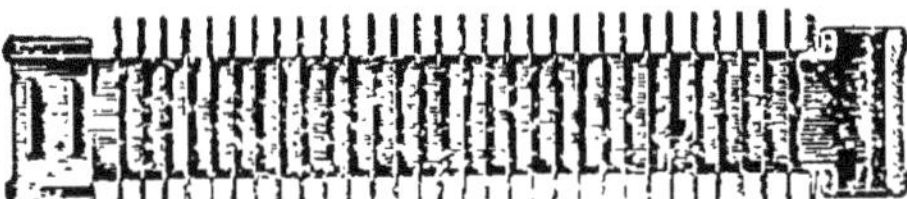

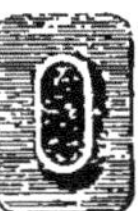

Fig. 55. — Tuyaux en fonte à ailettes.

ailettes circulaires ou rectangulaires (*fig.* 55), prismes (*fig.* 56), etc. Dans le radiateur représenté par la figure 56 la vapeur pénètre en *a*, s'échappe en *c*, avec l'eau condensée qui retourne à la chaudière. Si l'on ne veut pas chauffer la pièce, on ferme la vis V ; la vapeur ne pénètre plus dans le radiateur et passe dans les pièces voisines.

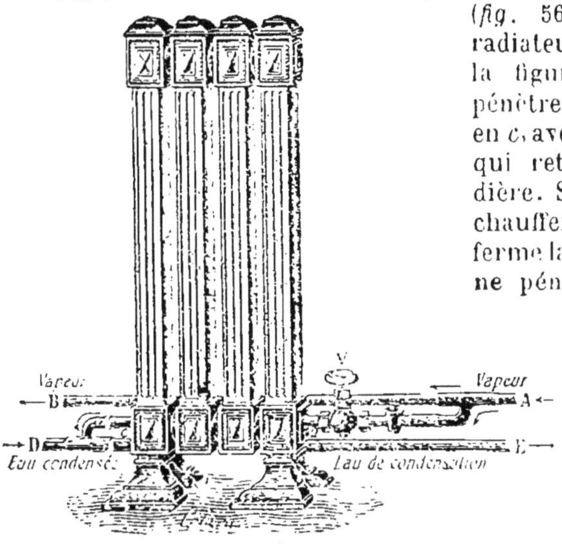

Fig. 56. — Radiateur à vapeur.

Ce système est hygiénique parce qu'il ne dessèche pas l'air et ne produit pas de gaz toxiques ; mais son installation est coûteuse.

**Éclairage.** — On sait combien la lumière est nécessaire

à la santé, et l'on connaît cette expression si juste : « Où le soleil et l'air n'entrent pas, le médecin entre souvent. » L'organisme, en effet, qui séjourne dans des pièces où le soleil ne pénètre jamais, a le sang appauvri par la diminution des globules rouges. Les mineurs qui travaillent à l'obscurité, les enfants qui restent enfermés, s'anémient, s'affaiblissent en prenant les *pâles couleurs*. Il est donc de toute nécessité de se préoccuper de l'*éclairage*. Il faut distinguer l'*éclairage naturel* de l'*éclairage artificiel*.

1° *L'éclairage naturel*. — Il est fourni par le soleil qui envoie ses radiations lumineuses directement ou par diffusion.

La *lumière directe* doit être recherchée quand on veut combattre les microbes et quand il s'agit d'éclairer une pièce comme une chambre à coucher, une salle d'hôpital. Mais quand on doit se livrer dans une pièce à un travail continu où la vue joue le rôle important, comme dans une école, une bibliothèque, on doit rechercher la *lumière diffuse*. Cette lumière doit être très abondante, et l'on va jusqu'à réclamer pour les fenêtres et les baies un quart environ de la surface totale. Il est bon aussi que la lumière arrive par le haut, et à ce point de vue la disposition habituelle des tentures qui cachent la partie supérieure des fenêtres est antihygiénique. Dans les ateliers et les usines, il est préférable d'éclairer largement par un toit en verre.

Enfin la lumière solaire est la seule bonne pour les yeux.

2° *L'éclairage artificiel*. — L'éclairage artificiel s'obtient par la combustion de certaines substances dans l'air (sauf la lumière électrique). Il en résulte des produits de combustion et de la chaleur dégagée, deux faits importants au point de vue hygiénique. On peut dresser le tableau ci-contre en prenant pour unité d'éclairage 100 bougies par heure et en comparant les diverses sources au double point de vue de la chaleur dégagée et de la production des produits de combustion.

Ce tableau montre qu'au point de vue hygiénique, la lumière électrique tient le premier rang, car elle ne donne aucun produit de combustion et la chaleur dégagée est négligeable. Mais la richesse de cette lumière en radiations chimiques est mauvaise pour l'œil, et il serait bon d'absorber les rayons violets au moyen d'une ampoule teintée de rouge.

La lampe à huile donne une lumière douce et peu fatigante, mais elle a été détrônée par la lampe à pétrole, qui a un pouvoir éclairant supérieur et qui est par suite plus économique. Malheureusement l'éclairage au pétrole, comme l'éclairage au gaz, a l'inconvénient de dégager une grande quantité de chaleur qui tend à congestionner l'œil. L'éclairage au gaz, même avec le perfectionnement du bec Auer, est pour cette raison une cause d'affaiblissement de la vue chez tous ceux qui travaillent avec cette lumière.

| MODES D'ÉCLAIRAGE | PRODUITS de combustion | | CALORIES |
|---|---|---|---|
| | $H^2O$ | $CO^2$ | |
| Arc voltaïque | » | » | 57 à 158 |
| Lampe à incandescence | » | » | 200 à 500 |
| Gaz (Bec Auer) | 8,35 | 0,20 | 1.800 |
| Lampe à pétrole | 0,37 | 0,44 | 3.300 |
| » huile | 0,52 | 0,61 | 4.200 |
| Acétylène | 0,60 | 0,16 | |
| 100 bougies | 1,04 | 1,30 | 8.000 |

## § 2. — Éloignement des nuisances.

On entend par *nuisances* tous les déchets et toutes les déjections qui ne peuvent s'accumuler dans la maison sans danger pour la salubrité. Il faut donc assurer par les moyens les plus rapides et les plus pratiques l'évacuation des *ordures ménagères* et des *excrétions*.

**Les ordures et les eaux ménagères.** — Les *ordures ménagères* comprennent les détritus culinaires (épluchures, restes) et les déchets de la vie journalière (vieux papiers, produits de balayage, etc.). Dans les villes, ces ordures sont ordinairement placées dans un récipient métallique. Elles ne sont pas dangereuses si elles n'y séjournent pas trop longtemps. Pourtant, étant donné ce que l'on sait aujourd'hui sur le rôle des insectes dans la transmission des maladies, il serait utile que les boîtes à ordures fussent fermées par un couvercle. Les ordures sont ensuite déposées le matin devant chaque maison et leur enlèvement se fait au moyen de voitures spéciales qui les transportent en dehors de la ville. Ces déchets sont ensuite incinérés ou utilisés, comme engrais, par l'agriculture. A Paris, la quantité journalière de ces ordures s'élève à 1 750 tonnes.

Les *eaux ménagères* comprennent les eaux de vaisselle, les eaux de toilette et de lavages domestiques. Elles sont suspectes. Aussi doit-on les éloigner le plus rapidement possible. Dans les villes, une canalisation les conduit de l'évier à l'égout. Mais il est nécessaire d'intercepter toute communication entre l'appartement et la canalisation, dans laquelle peuvent se produire des fermentations putrides dangereuses pour

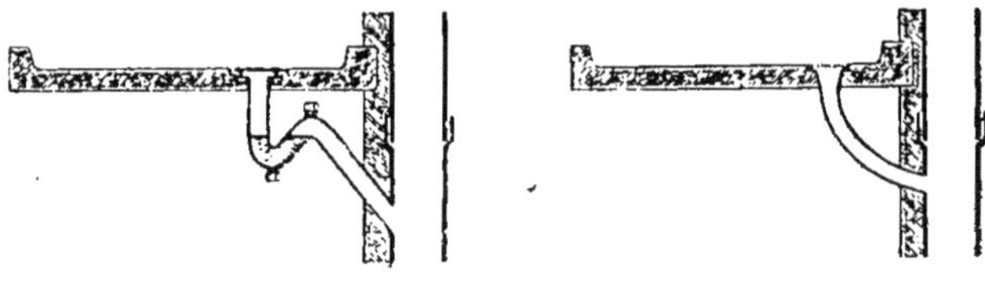


Fig. 57. — Évier salubre (A) et évier insalubre (B).

la salubrité. A cet effet, on place au-dessous de l'évier un *siphon* (*fig.* 57, A), c'est-à-dire un tube recourbé en S, dans lequel on fait passer de l'eau propre qui y séjourne et qui produit une occlusion parfaite des conduits. Le siphon peut aussi communiquer avec l'extérieur, de sorte que le tuyau de vidange se trouve siphoné et ventilé.

**Les excrétions et les divers systèmes d'évacuation.** — La quantité de matières excrémentitielles rejetées par l'homme dépend de la nourriture. Elle est faible avec le régime carnivore, plus forte avec le régime végétarien. La moyenne journalière est de 1 500 grammes, dont les trois quarts sont liquides. Elle est plus faible chez la femme et moindre encore chez l'enfant.

Toutes ces matières sont dangereuses non seulement par les germes des maladies contagieuses qu'elles peuvent contenir, mais aussi par les fermentations qu'elles subissent. Pourtant il y a peu de temps encore, certaines villes pratiquaient « le tout à la rue » si répugnant et si dangereux.

Actuellement on peut classer les procédés employés dans

les villes pour l'éloignement des excrétions en quatre catégories : les *fosses fixes*, les *fosses mobiles*, le *système diviseur* et le *tout-à-l'égout*.

1° *Les fosses fixes.* — C'est le système le plus primitif ; mais il est encore le plus répandu, car il est le seul qui puisse être utilisé dans les maisons isolées et dans les campagnes.

Ces fosses, afin qu'elles n'infectent pas le sol, doivent avoir leurs parois absolument étanches, ce que l'on obtient en les cimentant solidement.

Pour éviter l'infection de l'air de la maison par le dégagement des gaz (gaz carbonique, ammoniaque, hydrogène sulfuré, sulfhydrate d'ammoniaque, etc.) provenant de la fermentation des matières fécales, on établit un tuyau d'évent qui part de la voûte de la fosse ou du tuyau de chute et monte jusqu'au-dessus du toit. Ce tuyau d'évent est nécessaire, car les soupapes ordinaires sont insuffisantes.

Enfin un inconvénient de la fosse fixe est l'opération de la vidange, qui est nécessaire quand la fosse est pleine. Les ouvriers vidangeurs étaient autrefois exposés à une intoxication mortelle connue sous le nom de *plomb* et qui était due aux gaz qui s'échappaient de la fosse. On évite aujourd'hui cet accident par l'aération de la fosse et par l'emploi, 48 heures avant l'opération, du sulfate de fer (en solution à 5 pour 100), qui ralentit le dégagement des gaz délétères. De plus l'emploi de systèmes aspirateurs mécaniques a fait disparaître ce danger.

2° *Les fosses mobiles.* — Dans ce système un tonneau est placé sous le tuyau de chute des cabinets. Si ce tonneau est enlevé régulièrement et souvent, chaque jour par exemple, on évite la stagnation des matières dans les habitations et surtout l'infection du sous-sol. Mais si les tonneaux ne sont pas vidés à temps, les matières se répandent sur le sol et infectent la maison. De plus ce système a l'inconvénient d'exiger un grand nombre de voitures qui recueillent les tonneaux à domicile et les transportent en dehors de la ville en disséminant dans les rues les mauvaises odeurs et les germes.

3° *Le tout-à-l'égout.* — Dans ce système le tuyau de chute de chaque cabinet communique directement avec l'égout de la ville, de sorte que les matières sont évacuées immédiatement en dehors de la maison. Toute communication d'odeur entre l'égout et la maison est interceptée par un siphon hydraulique semblable à celui que nous avons décrit à propos de l'évier salubre ; de même chaque cabinet d'aisance est protégé contre les mauvaises odeurs par un siphon placé au-dessous de la cuvette (*fig.* 58). Ce système ne peut fonctionner qu'à l'aide d'une puissante chasse d'eau, entraînant chaque garde-robe et faisant occlusion dans les siphons. A cet effet un réservoir (*fig.* 59) est placé à deux mètres au-dessus de la cuvette et, à l'aide d'un

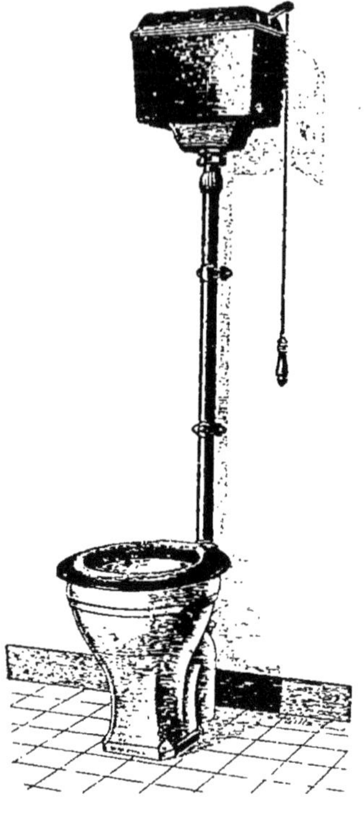

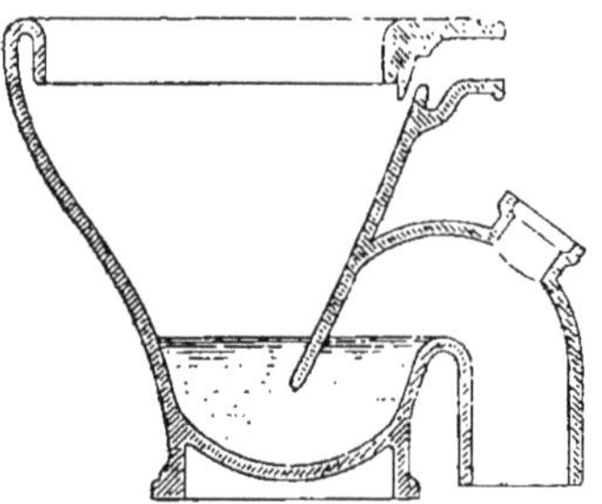

Fig. 58. — Coupe de la cuvette et du siphon.

Fig. 59. — Cabinet d'aisance avec le tout-à-l'égout.

système à tirage, on déclanche le réservoir et 8 à 10 litres d'eau sont lancés dans la cuvette et le tuyau de chute. Ce système n'est applicable que dans les villes qui possèdent beaucoup d'eau.

Les inconvénients de ce procédé commencent hors de la maison : pour que les matières solides ne se déposent pas sur les parois de l'égout, il faut qu'elles soient entraînées vigoureusement par la pente de l'égout et de puissantes chasses d'eau ; de plus si l'eau baisse de niveau dans l'égout les matières se dessèchent et se transforment en poussières qui peuvent être entraînées dans la rue par les regards des égouts.

4° *Les fosses septiques*. — Ce système (*fig.* 60), employé depuis quelques années seulement, donne d'excellents résultats et tend à se généraliser partout où le tout à-l'égout ne peut être installé. Il se compose d'une fosse en ciment armé rigoureusement étanche et divisée en deux compartiments inégaux par une cloison verticale ; dans le plus grand arrive le tuyau de chute venant des cabinets, des éviers, des lavabos et même celui des eaux de pluies ; dans le plus petit est placé le tuyau d'évacuation.

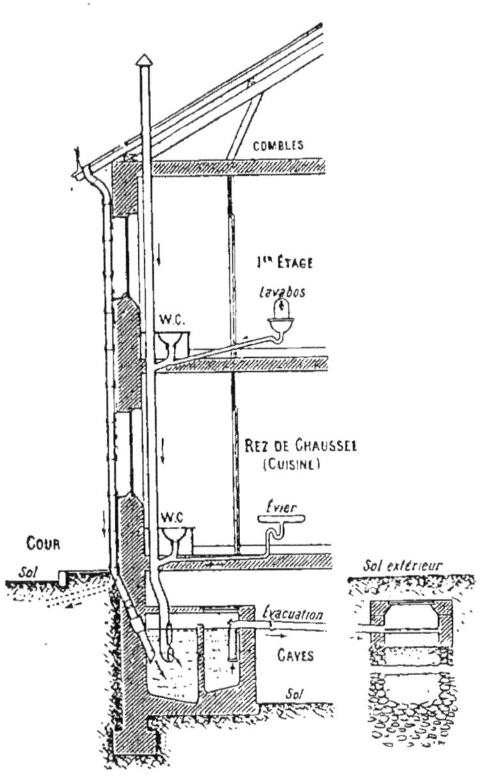


Fig. 60. — Installation d'une fosse septique dans une habitation.

Dans le grand compartiment, les matières subissent l'action des microbes anaérobies, c'est-à-dire qui peuvent vivre à l'abri de l'air ; sous l'influence de ces Bactéries, les matières organiques solides sont désagrégées et rendues liquides. Par de petits trous ménagés vers le tiers supérieur de la cloison, les matières ainsi solubilisées passent dans l'autre compartiment où la fermentation s'achève. Les produits de cette fermentation (gaz ammoniacaux et carbonique) ont l'avantage de détruire une grande partie des microbes infectieux, s'il y en a.

Le tuyau de sortie peut conduire les eaux dans un puits filtrant garni de mâchefer ou de gravier, ou bien encore ces eaux peuvent être répandues sur des terrains pour les fertiliser, et cela sans danger puisqu'elles ne renferment plus de germes pathogènes.

**Évacuation des nuisances hors la ville : dépotoirs, épandage, déversement aux cours d'eau et à la mer.** — Les villes, pour se débarrasser des produits de vidanges, emploient divers procédés dont les principaux sont les suivants :

1° *Dépotoirs*. — Ce sont des établissements qui reçoivent les matières excrémentitielles, en éliminent la partie liquide ordinairement dans le cours d'eau voisin, et transforment la partie solide en une matière sèche appelée *poudrette*. La séparation des matières solides et liquides se fait dans des bassins à ciel ouvert qui sont des foyers d'infection pour l'air environnant. On met en liberté l'ammoniaque et ses composés gazeux sous l'influence de la chaux et de la chaleur : les gaz ammoniacaux sont transformés en sulfate d'ammoniaque et le précipité formé par la chaux et les matières organiques est utilisé par l'agriculture.

2° *Épandage et épuration par le sol*. — L'épandage le plus simple consiste à répandre simplement sur des terres cultivables les matières des fosses. Ce système répand dans les environs une odeur repoussante et peut contaminer les eaux terrestres voisines.

Lorsqu'il s'agit de se débarrasser quotidiennement, comme à Paris, de 500 000 mètres cubes d'eaux d'égout mélangées de matières fécales, le problème est fort complexe. On emploie alors l'*épuration par le sol*. L'eau, en effet, en traversant un sol convenable se purifie. Le mécanisme de cette opération réside dans la transformation des matières organiques par oxydation en gaz carbonique, eau, ammoniaque et acide nitrique.

Ce dernier acide est fixé et se transforme en nitrate dans le sol. L'eau, une fois épurée, est drainée et dirigée vers la rivière voisine. Ce système a donc l'avantage de purifier l'eau et d'enrichir le sol de matières nutritives pour les plantes. Mais il a l'inconvénient d'exiger des champs d'irrigation immenses. C'est ainsi que pour Paris les champs d'épandage de Gennevilliers, d'Achères, de Saint-Germain et de Méry ont environ 5 000 hectares de superficie. Et encore ces champs seront bientôt insuffisants, car le débit des égouts atteindra, à bref délai, un million de mètres cubes par jour. De plus on a remarqué que, à la longue, les terres se colmatent et perdent de leurs propriétés filtrantes.

3° *Déversement aux cours d'eau et à la mer.* — Le déversement des eaux d'égout aux cours d'eau est encore le plus répandu. C'est ainsi qu'à Paris une grande partie des eaux d'égout viennent déboucher dans la Seine à la sortie de la ville en infectant ce fleuve. Le danger est évidemment moins grand quand le fleuve roule beaucoup d'eau, comme à Cologne, par exemple, où les eaux d'égout sont diluées dans 4 000 fois leur volume d'eau. En Angleterre ce procédé est interdit d'une façon absolue.

Les villes placées près de la mer peuvent utiliser cet immense déversoir naturel. Mais les mouvements de reflux ramènent les immondices sur la côte et en laissent une certaine quantité à marée basse, ce qui est un grave inconvénient.

**Purification biologique des eaux d'égout** — Cette purification repose sur le rôle de certains microbes comme agents de transformation des matières organiques. Plusieurs méthodes sont employées.

Dans la méthode de la *filtration intermittente* on utilise à de courts intervalles l'action des microbes anaérobies qui vivent dans un milieu privé d'air, et l'action des microbes aérobies, c'est-à-dire de ceux qui se développent dans un milieu aéré. Les premiers désagrègent les matières organiques, les liquéfient et assurent leur dissolution. Les seconds agissent sur ces matières liquéfiées et les transforment, par oxydation, en corps inoffensifs. Pour obtenir ce résultat on fait passer successivement l'eau d'égout sur diverses couches de sable, chacune ne recevant cette eau que six heures sur vingt-quatre.

Dans un second procédé, on obtient ces deux actions non plus dans le même filtre, mais dans deux bassins différents : le premier, appelé *bassin septique*, est une sorte de fosse dans laquelle l'eau d'égout séjourne de 12 à 24 heures, en subissant l'action destructive des microbes anaérobies ; le second est un vaste bassin rempli sur un mètre de hauteur de coke et de gravier, et au bout de deux heures les microbes aérobies ont accompli leur besogne et l'eau est enlevée. Ce même bassin ne peut servir que deux fois en

24 heures et reste au repos un jour sur sept. Pour gagner du temps on cherche à supprimer l'intermittence de la filtration par une injection mécanique d'air dans les filtres.

## RÉSUMÉ

**La maison salubre.** — La maison doit être construite sur un terrain sec, et orientée de façon à recevoir la lumière solaire au moins quelques heures par jour.

Les *matériaux de construction* devront être : 1° réfractaires à l'humidité ; 2° mauvais conducteurs de la chaleur ; 3° perméables à l'air.

Le badigeonnage à la chaux est hygiénique ; le plafond et les murs doivent présenter le moins d'anfractuosités possible ; les planchers doivent être imperméables.

Le *chauffage* a pour but de maintenir dans nos habitations une température moyenne : dans une salle où l'on reste immobile la température de 16° est suffisante ; la chambre d'un malade ne doit pas être chauffée au-dessus de 18°.

Les *appareils de chauffage* sont rangés en deux catégories :

1° *Chauffage local.* — Le foyer est placé dans la pièce à chauffer. Ce chauffage se fait à l'aide de *cheminées* et de *poêles.*

La *cheminée* a l'avantage d'assurer une bonne ventilation, mais elle laisse perdre une quantité considérable de chaleur.

Les *poêles* chauffent davantage, mais la ventilation est moins bonne, et ils laissent souvent dégager de l'oxyde de carbone, surtout les *poêles à combustion lente*, qui, pour cette raison, ne devraient pas être employés.

2° *Chauffage central.* — La source de chaleur est en dehors du local à chauffer. Les *calorifères* employés sont à *air chaud*, à *eau chaude* ou à *vapeur*. Le chauffage à vapeur est celui qui répond le mieux aux exigences de l'hygiène.

L'*éclairage* a aussi son importance, car la lumière est utile à l'organisme et nécessaire pour combattre les germes des maladies. La *lumière naturelle* assainit les appartements. La *lumière artificielle* la meilleure au point de vue de la faible quantité de chaleur dégagée est la lumière électrique, mais elle est riche en rayons chimiques qui sont mauvais pour l'œil ; la lampe à huile donne une lumière douce mais coûteuse.

**Éloignement des nuisances.** — Les *nuisances* sont les

déchets de la vie journalière et les déjections de l'organisme. On doit les évacuer le plus vite possible.

Les *ordures ménagères* sont placées dans des boîtes métalliques et enlevées par des voitures spéciales.

Les *eaux ménagères* s'en vont par l'évier dont le conduit présente un siphon hydraulique qui intercepte les mauvaises odeurs.

Quant aux *excrétions*, elles sont évacuées par des systèmes divers : *fosses fixes, fosses mobiles, système diviseur* et *tout-à-l'égout*. Ce dernier procédé est le meilleur, mais il n'est réalisable que dans les villes disposant de beaucoup d'eau.

L'évacuation des nuisances hors la ville se fait par les *dépotoirs*, *l'épandage* et *l'épuration par le sol*, enfin par le déversement des eaux d'égout aux cours d'eau ou à la mer.

Les eaux d'égout peuvent aussi être purifiées par un procédé biologique en se servant des microbes comme agents de transformation des matières organiques.

# CHAPITRE VIII

# LES ANIMAUX DOMESTIQUES

Les animaux domestiques intéressent l'hygiéniste par les *maladies* qu'ils peuvent transmettre à l'Homme et par les *épizooties* ou maladies contagieuses qui peuvent décimer le bétail et qu'on essaye de combattre par un ensemble de mesures qui constitue la *police sanitaire des animaux*.

## § 1. — Maladies transmises par les animaux.

Les principales maladies transmissibles à l'Homme par les animaux sont : la *rage*, la *morve*, le *charbon*, la *tuberculose*, la *psittacose*. Nous avons parlé suffisamment du charbon et de la tuberculose ; nous nous occuperons seulement des autres maladies.

**La rage.** — La rage est une maladie commune aux espèces animales et à l'Homme. Elle est due à un microbe qui se développe de préférence dans les centres nerveux, et en particulier dans la moelle épinière. Chez l'Homme cette maladie se termine toujours par la mort, après d'horribles souffrances.

C'est ordinairement du Chien (92 fois sur 100), plus rarement du Chat (6 fois sur 100), et exceptionnellement du Cheval et de l'Ane que la rage vient à l'Homme. En Russie, les morsures de Loups enragés sont assez fréquentes.

La rage se transmet par une véritable inoculation, c'est-à-dire par une morsure de l'animal enragé dont la bave contient la toxine qui pénètre par la plaie ainsi faite. Ce n'est pas toujours en mordant que le Chien donne la rage ; il peut la donner en léchant s'il vient à passer la langue sur une écorchure de la peau de l'Homme.

Toutes les personnes mordues par un Chien enragé ne deviennent pas forcément enragées ; mais elles ont plus de chances de le devenir si la morsure est profonde et si elle porte sur les mains ou le visage.

Le temps qui s'écoule entre le moment de la morsure et celui où éclatent les accidents de la rage est variable et souvent très long ; il est en moyenne de deux mois.

*Signes de la rage chez le Chien.* — Il est utile de connaître les symptômes de la rage chez le Chien, car, dès le début, la bave est virulente. L'animal est d'abord triste et inquiet ; il recherche la solitude ; mais il n'est nullement agressif. Il mange avec appétit, et loin d'avoir horreur de l'eau, il la boit avec avidité. Ce n'est que plus tard que la paralysie des muscles du gosier empêche l'animal de déglutir ; il plonge alors le museau dans l'eau comme pour mordre le liquide qu'il ne peut plus avaler. L'*hydrophobie* (peur de l'eau) n'est donc pas un signe certain de la rage du Chien.

A une période plus avancée de la maladie, la voix du Chien enragé change de timbre ; son aboiement est rauque et se transforme en un hurlement saccadé. C'est alors que l'animal éprouve le besoin irrésistible de mordre, d'abord tous les objets inertes qui se trouvent à sa portée, puis son propre corps, et enfin il entre dans la phase dangereuse en essayant de mordre tous les êtres vivants qu'il peut rencontrer, mais de préférence le Chien aux autres animaux, et ces derniers de préférence à l'Homme. Sa physionomie prend alors une expression de férocité, et ce n'est qu'au bout de 5 à 6 jours de cette crise que le Chien, épuisé, finit par succomber à la paralysie et à l'asphyxie.

Dans une variété de rage, la *rage muette*, l'animal n'aboie pas et ne cherche pas à mordre, car sa mâchoire inférieure est paralysée dès le début et reste écartée de la supérieure, de sorte que la gueule reste béante. Mais sa bave n'en est pas moins virulente et dangereuse.

Lorsqu'une personne a été mordue par un Chien enragé, ou même simplement suspect, il faut exprimer la plaie, la laver avec une solution antiseptique (phénol, sublimé), puis l'envoyer le plus vite possible dans un Institut antirabique où elle subira des inoculations vaccinales.

*Vaccination antirabique*. — C'est Pasteur qui a appliqué pour la première fois cette méthode, en 1885, sur un enfant mordu à la jambe par un Chien et dont les plaies ne laissaient pas d'espoir aux médecins. Les inoculations furent faites sur les côtés du ventre et pendant 15 jours consécutifs : le malade guérit.

Le fait qui sert de base à la préparation du vaccin antirabique est qu'une moelle fraîche, prise sur un chien enragé, perd peu à peu de son activité si on la dessèche lentement au contact de l'air. De plus si on inocule cette moelle atténuée à un animal, celui-ci est vacciné, car il résiste à l'inoculation même d'une moelle rabique fraîche.

Voici des chiffres qui montrent l'efficacité de cette méthode. En 1901, 1 321 personnes ont été amenées à l'Institut Pasteur et y ont subi les vaccinations antirabiques ; il y eut seulement 5 décès, soit une mortalité de 0,38 pour 100 ; alors qu'avant l'application de la méthode de Pasteur, la mortalité s'élevait à 16 pour 100 des individus mordus. Le bienfait de cette découverte n'est donc pas douteux.

Ajoutons que la surveillance sévère des Chiens est le meilleur moyen de combattre la rage. Ainsi le régime de la muselière, appliqué avec rigueur, a fait disparaître la rage de la ville de Berlin, alors que de nombreux cas se produisent encore à Paris et en France, où les mesures de police sont peu rigoureuses à cet égard.

**La morve**. — La *morve*, caractérisée par une suppuration infectieuse des fosses nasales, et le *farcin*, sorte de morve cutanée due à une inflammation du système lymphatique, sont des maladies du Cheval.

La morve est contagieuse de Cheval à Cheval, et elle est de plus incurable. Elle peut aussi se transmettre à l'Homme, pour lequel elle est toujours mortelle. C'est ordinairement par inoculation que la morve se transmet, mais le contage par l'air ou par les aliments est possible.

Tout animal morveux doit être abattu sans délai, et la chair des animaux abattus ne peut être livrée au commerce. Il faut aussi vérifier avec soin l'intégrité des mains des hommes qui soignent les Chevaux.

**La psittacose.** — La *psittacose* est une maladie transmissible du Perroquet à l'Homme, et de l'Homme à l'Homme. Elle est d'ailleurs peu fréquente. De 1892 à 1898 on a signalé 70 cas humains avec 24 décès. La contamination peut se faire par les animaux vivants, mais aussi par les plumes desséchées depuis longtemps.

## § 2. — Notions de police sanitaire des animaux.

**Dispositions générales.** — La police sanitaire des animaux a pour but, par des mesures d'hygiène, de prévenir ou de combattre les maladies contagieuses animales. Ces mesures sont formulées dans la *Loi du 21 juin 1898* et dans un *Règlement d'administration publique du 6 octobre 1904*.

Malheureusement ces lois et règlements restent souvent inappliqués, au grand dommage des intérêts des agriculteurs et de l'espèce humaine.

L'ensemble de cette législation a rapport aux maladies suivantes :

La *rage* dans toutes les espèces ,

La *peste bovine*, qui s'attaque à tous les Ruminants et qui se traduit par des plaques jaunes, purulentes et infectes, sur la muqueuse buccale ;

La *péripneumonie contagieuse*, qui est une affection du tissu interlobulaire des poumons et qui fait de nombreuses victimes dans l'espèce bovine ; la loi édicte que les animaux atteints de cette maladie devront être abattus, et qu'il faut procéder à l'inoculation préventive des animaux dans les localités infectées ; on préserve ainsi ces derniers de toute atteinte de la maladie ;

La *tuberculose*, dans l'espèce bovine ;

La *clavelée* et la *gale*, dans les espèces ovine et caprine ;

La *fièvre aphteuse* des espèces bovine, ovine, caprine et porcine, qui se manifeste par des pustules infectieuses de la bouche, des lèvres et des mamelles;

La *morve* et le *farcin* du Cheval et de l'Ane;

Le *charbon*, dans toutes les espèces;

Le *rouget* et la *pneumonie-entérite infectieuse*, dans l'espèce porcine.

D'une façon générale, la police sanitaire repose sur les mesures suivantes :

1° *Déclaration* de la maladie contagieuse par tout propriétaire d'un animal atteint de ladite maladie;

2° *Abatage* immédiat, dans certains cas, de l'animal malade, et isolement de ceux qui ont été en contact avec lui;

3° *Enfouissement* sans aucune utilisation possible de l'animal abattu ou mort de maladie contagieuse.

**Loi du 21 juin 1898**. — Nous donnerons ici un aperçu seulement des mesures prévues par cette loi dans le but de permettre aux autorités administratives d'arrêter la contagion d'une maladie.

Cette loi est basée sur l'obligation pour le propriétaire ou le gardien d'un animal atteint ou même soupçonné d'être atteint d'une maladie contagieuse, de faire immédiatement la déclaration au maire de la commune où se trouve cet animal.

Le maire fait procéder à la visite de l'animal par le vétérinaire chargé de ce service, et celui-ci adresse un rapport au préfet.

Le préfet prend alors, s'il y a lieu, un arrêté de *déclaration d'infection*, entraînant l'isolement des animaux malades, l'interdiction des localités atteintes, la suppression des marchés, etc

Les animaux atteints de *peste bovine* sont abattus par ordre du maire, aussitôt la proposition du vétérinaire; en raison même de la puissance de contagion de la maladie, on n'attend pas l'apparition des signes extérieurs de la peste.

L'abatage pour cause de *péripneumonie* n'est ordonné que lorsque la maladie est constatée. Le préfet prescrit en outre, dans ce cas, l'inoculation des animaux de l'espèce bovine dans les localités infectées.

La *morve*, le *farcin*, le *charbon* et la *rage* entraînent aussi l'abatage.

Il est interdit de vendre tout animal atteint ou soupçonné d'être atteint de maladie contagieuse.

La viande provenant d'animaux morts de maladies contagieuses quelles qu'elles soient, ou abattus comme atteints de la morve, du farcin, de la peste bovine, au charbon et de la rage, ne peut être livrée à la consommation.

Les cadavres des animaux morts ou abattus devront être *enfouis* avec la peau tailladée, à moins qu'ils ne soient envoyés chez l'équarrisseur. Avant l'enfouissement ils seront recouverts de chaux vive et la couche de terre qui les recouvrira devra avoir au moins 1 mètre d'épaisseur.

Les personnes qui ne se conformeraient pas aux prescriptions de cette loi seraient punies d'un emprisonnement de deux mois à six mois, et d'une amende de 100 à 1000 francs.

D'autre part les frais d'abatage, de transport et de désinfection sont à la charge de propriétaires ou conducteurs d'animaux.

**Règlement du 6 octobre 1904**. — Un règlement administratif a complété les articles de la loi dont nous venons de parler.

Les dispositions de ce règlement ont surtout rapport à l'*enfouissement* des animaux morts de maladies contagieuses, à la *circulation* des animaux malades et en particulier des Chiens atteints de la rage, à la *surveillance* des abattoirs, des foires et marchés, et surtout à la *désinfection des wagons* ayant servi au transport des animaux.

Des arrêtés donnent des indications précises sur les procédés de désinfection à employer non seulement pour le matériel de transport, mais aussi pour les locaux dans lesquels ont séjourné les animaux malades, pour les litières et les fumiers, les fosses à purin, les fosses d'enfouissement, etc.

## RÉSUMÉ

**Maladies transmises par les animaux**. — Les principales sont :

La *rage*, commune aux animaux et à l'Homme. Chez l'Homme, elle est toujours mortelle et elle est communiquée ordinairement par le Chien enragé dont la bave contient la toxine. La durée d'incubation de la rage est en moyenne de deux mois. Lorsqu'une personne a été mordue par un Chien enragé, il faut laver soigneusement la plaie avec des antiseptiques et lui faire subir le plus tôt possible la *vaccination antirabique*.

La *morve* est une maladie du Cheval ; elle est caractérisée par une suppuration des fosses nasales. Elle est mortelle pour le Cheval et pour l'Homme, qui peut la prendre par inoculation ou par l'air.

Signalons encore le *charbon* et la *tuberculose*, qui ont été étudiés plus haut et enfin la *psittacose*, qui se transmet du Perroquet à l'Homme.

**Police sanitaire des animaux**. — Elle est résumée dans la *Loi du 21 juin 1898* et dans le *Règlement d'administration publique du 6 octobre 1904*. Elle vise les maladies suivantes : *rage*, *peste bovine*, *péripneumonie contagieuse*, *tuberculose*, *clavelée*, *gale*, *fièvre aphteuse*, *morve*, *farcin*, *charbon*, *rouget* et *pneumo-entérit e infectieuse*.

Cette police repose sur les mesures suivantes : 1° *déclaration* de la maladie; 2° *abatage* de l'animal malade ; 3° *enfouissement* du cadavre.

# APPENDICE

## LA PROTECTION DE LA SANTÉ PUBLIQUE ET L'ORGANISATION SANITAIRE EN FRANCE

(*Loi du 15 février 1902.*)

Nous voudrions donner un aperçu de cette loi, la première loi générale sur la santé publique qui fut promulguée en France.

**Dispositions générales**. — D'après cette loi, la police sanitaire des communes appartient avant tout aux maires.

La loi de 1902 *oblige* les maires à prendre, après avis du Conseil municipal, des arrêtés concernant la santé publique, alors que la loi de 1884 les *autorisait* seulement. Elle reconnaît au maire le droit d'ordonner des mesures de prophylaxie, même individuelles, et de formuler en matière de salubrité des maisons des prescriptions obligatoires, alors qu'auparavant les arrêtés municipaux étaient souvent annulés comme entachés d'excès de pouvoir.

Il est inscrit dans cette loi que des règlements d'administration publique seront pris dans chaque ville, après approbation du Comité consultatif d'hygiène, et cela afin de respecter les convenances propres à chaque localité. Les besoins sanitaires, en effet, varient suivant qu'il s'agit d'un village, d'une grande ou d'une petite ville, industrielle ou non, situé au bord de la mer ou d'un fleuve, ou dépourvue de cours d'eau.

La loi comprend cinq titres consacrés : 1° aux *mesures sanitaires générales* ; 2° à *l'administration sanitaire* ; 3° aux *dépenses* ; 4° aux *pénalités* ; 5° à des *dispositions diverses*.

I. **Mesures sanitaires générales**. — Ces mesures sont celles qui intéressent surtout l'hygiéniste, car elles concernent les précautions à prendre en cas d'épidémie, les travaux d'assainissement, et l'adduction d'eau potable.

Dans toute commune, le maire est tenu, afin de protéger la santé publique, de déterminer sous forme d'arrêtés municipaux :

1° les précautions à prendre pour prévenir ou faire cesser les maladies épidémiques ;

2° les prescriptions destinées à assurer la salubrité des maisons, l'alimentation en eau potable et l'évacuation des matières usées.

La liste des maladies épidémiques auxquelles la loi est applicable a été déterminée par le *Décret du 10 février 1903*, après avis de l'Académie de Médecine.

Les maladies pour lesquelles la *déclaration* et la *désinfection* sont *obligatoires* sont : la fièvre typhoïde, le typhus exanthématique, la variole, la scarlatine, la rougeole, la diphtérie, la suette miliaire, le choléra, la peste, la fièvre jaune, la dysenterie, l'infection puerpérale et l'ophtalmie des nouveau-nés, la méningite cérébro-spinale épidémique.

Les maladies pour lesquelles la *déclaration* est *facultative* sont : la tuberculose pulmonaire, la coqueluche, la grippe, la pneumonie et la broncho-pneumonie, l'érysipèle, les oreillons, la lèpre, la teigne, la conjonctivite purulente et l'ophtalmie granuleuse.

La déclaration doit être faite à l'autorité publique par le médecin qui constate la maladie. Elle doit être double : au maire et au sous-préfet, ce dernier devant intervenir en cas de négligence de la part du maire.

La *vaccination antivariolique* est obligatoire au cours de la première année de la vie, et la *revaccination* au cours de la onzième et de la vingt-et-unième année.

La *désinfection* est *obligatoire* dans les cas cités plus haut ; elle est faite dans les villes de 20000 habitants et au-dessus par les soins de la municipalité, et dans les communes de moins de 20000 habitants par les soins d'un service départemental.

La loi comprend un chapitre spécial relatif aux mesures sanitaires à prendre pour assurer la *salubrité des habitations* (articles 11 à 18). C'est une partie fort intéressante et à l'application de laquelle les pouvoirs publics devraient veiller attentivement.

II. **Administration sanitaire**. — Pour assurer l'exécution de la loi il est créé, dans chaque département, un *Conseil d'hygiène*, présidé par le Préfet, se composant de 10 à 15 membres et comprenant deux conseillers généraux, trois médecins dont un de l'armée, un pharmacien, l'ingénieur en chef, un architecte et un vétérinaire.

Le département peut être partagé en circonscriptions pourvues chacune d'une *Commission sanitaire.*

Le Conseil d'hygiène et les Commissions sanitaires sont chargés de donner leur avis sur toutes les questions intéressant la santé publique.

Dans les villes de 20 000 habitants et au-dessus, il est institué, sous le nom de *Bureau d'hygiène*, un service municipal chargé, sous l'autorité du maire, de l'application de la loi.

Dans les grandes villes, les Préfets nomment des *Commissions des logements insalubres* dont toute personne peut réclamer l'intervention.

La création de *Laboratoires municipaux* d'hygiène a permis de poursuivre la falsification des aliments et des boissons.

Enfin, le *Comité consultatif d'hygiène publique de France*, rattaché au Ministère de l'Intérieur et comprenant 45 membres, délibère sur toutes les questions intéressant l'hygiène publique ; il est consulté par le gouvernement sur les travaux d'assainissement ou d'amenée d'eau d'alimentation des villes de plus de 5 000 habitants et sur le classement des établissements insalubres, dangereux ou incommodes.

III. **Dépenses**. — Les *dépenses* rendues nécessaires par l'application de la loi sont réparties entre les communes, les départements et l'État, suivant une proportion fixée par le Conseil général et approuvée par le Ministre de l'Intérieur.

Les villes de plus de 20 000 habitants ont entièrement à leur charge les frais de fonctionnement et d'organisation du service de désinfection et du Bureau d'hygiène.

IV. **Pénalités**. — Les articles 27 à 30 indiquent les pénalités auxquelles s'exposent les personnes qui auront contrevenu à la loi, ou qui auront mis obstacle à l'accomplissement des devoirs des maires et des délégués des Commissions sanitaires.

Quant aux mesures à prendre par les autorités municipales, elles sont indiquées dans un règlement municipal modifiable suivant les circonstances de temps et de lieux.

# TABLE DES MATIÈRES

## HYGIÈNE

Bar-le-Duc. — Imp. Comte-Jacquet, FACDOUEL, Dir.

## TRAITÉS DE MATHÉMATIQUES

(Vol. 22/14cm brochés)

**Arithmétique** (Cl. de Math. A et B), par A. Grévy, professeur au lycée Saint-Louis . . . . . . . . . . 2 fr. 50

**Algèbre** (Cl. de Math. A. et B), par A. Grévy. . 6 fr. »

**Géométrie** (Second cycle) par A. Grévy, 3 vol. . 7 fr »

*Géométrie plane* (Seconde C et D) . . . . . . 3 fr. »

*Géométrie dans l'espace* (Première C et D) . . 2 fr. »

*Compléments de Géométrie* (Math. A et B). . . 2 fr. »

**Géométrie** *plane et dans l'espace* (Second cycle), par C. Guichard, professeur à la Sorbonne, membre correspondant de l'Institut. . . . . . . . . . . 6 fr. »

**Géométrie descriptive**, par Chollet et Mineur :

I. Première C et D. . . . . . . . . . . 3 fr. 50

II. Mathématiques A et B . . . . . . . . 3 fr. ».

**Mécanique** (Cl. de Math. A et B), par C. Guichard. 3 fr. »

**Cosmographie** (Cl. de Math. A et B). avec des *Notions sur l'histoire de l'Astronomie*, par A. Grignon.— Vol. illustré, avec 11 planches hors texte et carte céleste . . 3 fr. »

**Trigonométrie** (1re C et D et Math. A et B), par Grévy (18/12cm) . . . . . . . . . . . . . . . 2 fr. 25

---

**Éléments de Méthodologie mathématique** (*Arithmétique, Algèbre, Géométrie*), comprenant :

1° des Considérations générales sur les mathématiques élémentaires et leur enseignement ; 2° un Résumé raisonné des Théories arithmétiques, algébriques et géométriques ; 3° un Exposé des Méthodes et des Procédés de démonstration et de résolution des questions élémentaires de mathématiques ; 4° l'Application de ces méthodes à l'étude de plus de 500 questions, par M. Dauzat, Inspecteur d'Académie. — Un beau vol. 22/14cm de 1100 pages, 2e édition . . 10 fr. »

**Méthodes de résolution et de discussion des Problèmes de Géométrie**, par G. Lemaire. — Vol. 22/14cm avec 211 figures. 4e édition . . . . . . . . 2 fr. 50

**Questions d'Algèbre élémentaire** (*Homogénéité. Symétrie Calcul rapide*), par G. Lemaire. — Vol. 22/14cm de IV-185 pages, avec figures . . . . . . . . 2 fr. 50

**Problèmes de Mécanique** (*Cinématique, Dynamique, Statique*) à l'usage des élèves de Mathém. A et B et des candidats aux Baccalauréats scientifiques et aux Ecoles, par Th. Caronnet, professeur au collège Chaptal. — Vol. 22/14cm, 2e édition . . . . . . . . . . . . . . 5 fr. »

**De la Méthode littéraire** (*Journal d'un Professeur dans une classe de Première*), par J. BEZARD, professeur de Première au lycée Hoche. — Volume 18/12cm de 738 pages . . . . . . . . . . . . . . . . 5 fr. »

**La Classe de Français** (*Journal d'un Professeur dans une division de Seconde*), par J. BEZARD. — Vol. 18/12cm, avec 5 planches hors texte et un autographe, 2e édition. 3 fr. 50

**La Dissertation philosophique au Baccalauréat**, par J. LEBLOND, professeur au lycée de Charleville. — 2 vol. 22/14cm contenant un grand nombre de sujets de dissertations donnés dans les diverses Facultés de France :

*Série Philosophie*. . . . . . . . . . . . . . . 4 fr. »
*Série Mathématiques*. . . . . . . . . . . . . 2 fr. 50

**Composition française (La) au Baccalauréat**, par M. JASINSKI. — Un vol. 22/14cm . . . . . . . 3 fr. »

**Biographies d'hommes illustres :** Hommes de guerre, diplomates, savants et artistes, suivies d'un abrégé des littératures allemande et anglaise, à l'usage des candidats à Saint-Cyr, par M. JORAN. — Un vol. 20/13cm, 2e édit. 2 fr. »

**Compositions françaises (Recueil de)** sur des sujets tirés de l'histoire moderne, à l'usage des candidats à Saint-Cyr, par M. JORAN. — Un vol. 22/14cm, 3e édit. 4 fr. »

---

**Problèmes de Baccalauréat**, par H. VUIBERT et E. BOUANT :

*Mathématiques*, 5e édit. . . . . . . . . . . 5 fr. »
*Physique et Chimie*, 6e édit. . . . . . . . . 3 fr. »

**Le Problème de Physique élémentaire** (*Principes et exemples de solutions*) à l'usage des élèves de Première C et D et de Math. A et B et des candidats aux Baccalauréats et aux Ecoles, par A. MAILLARD. — 2 vol. 22/14cm :

*Première partie*, 2e édition . . . . . . . . 3 fr. »
*Seconde partie*. . . . . . . . . . . . . . 2 fr. 50

**Le Problème de Chimie élémentaire** à l'usage des mêmes candidats, par A. MAILLARD. — Vol. 22/14cm, 2e édition. . . . . . . . . . . . . . . . . . . 2 fr. »

# MANUEL DU [illegible]

[illegible]

Histoire moderne, par [illegible]

Géographie (France et [illegible]

Vol. br. [illegible]

Histoire moderne et Géog[illegible]

Hauser. — Cart. toile [illegible]

Mathématiques (*Latin-Sciences* [illegible]

MM. Guichard, Hubert et [illegible]

Physique (*Latin-Sciences* [illegible]

Boisard. — Vol. cart. toile [illegible]

Chimie (*Latin-Sciences* [illegible]

P. Riva[illegible] — Vol. cart. toile [illegible]

Deux[illegible]

Philosophie (*Série Philosophie*) [illegible]

Histoire contemporaine [illegible]

Philosophie et Histoire [illegible]

P. Janet et H. Hauser. [illegible]

Histoire naturelle [illegible]

[illegible] — Vol. cart. toile [illegible]

Physique (*Série Mathématiques*) [illegible]

Vol. cart. toile [illegible]

Chimie (*Série Philosophie*), par [illegible]

Chimie (*Série Mathématiques*) [illegible]

H. Devaud. — Vol. cart. toile [illegible]

Philosophie (*Série Mathématiques*) [illegible]

Vol. br. [illegible]

Philosophie et Histoire (*Série* [illegible]

par P. Janet et H. Hauser. — Vol. [illegible]

Géographie (*Les principales puissances* [illegible]

par H. Hauser. — Vol. br. [illegible]

Histoire contemporaine et Géographie [illegible]

H. Hauser. — Vol. cart. toile [illegible]

*Les autres volumes* [illegible]

---

# ANNUAIRE DE L'EX[illegible]

Par H. Vuibert. — Un beau vol. [illegible]

br., 3 fr. 50; cart. toile rouge, [illegible]

---

Bar-le-Duc. — Imprimerie Comte-[illegible]

www.ingramcontent.com/pod-product-compliance
Ingram Content Group UK Ltd.
Pitfield, Milton Keynes, MK11 3LW, UK
UKHW020332230726
13925UKWH00002B/750

9 782013 707992